AF366370

L'UNCINARIOSE

DEVANT L'HYGIÈNE SOCIALE

L'UNCINARIOSE

DEVANT

L'HYGIÈNE SOCIALE

PAR

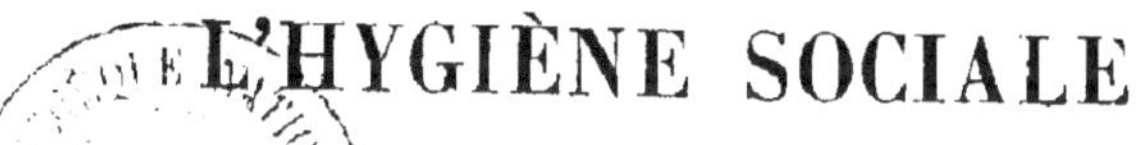

Alfred FILLASSIER

RÉDACTEUR PRINCIPAL A LA PRÉFECTURE DE LA SEINE
DOCTEUR EN MÉDECINE, DOCTEUR EN DROIT
LAURÉAT DE L'ACADÉMIE DE MÉDECINE

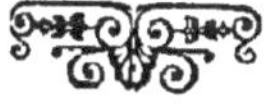

PARIS
LIBRAIRIE MÉDICALE ET SCIENTIFIQUE
Jules ROUSSET
1, rue Casimir-Delavigne et 12, rue Monsieur-le-Prince
—
1906

A Monsieur J. de SELVES

Préfet de la Seine

Hommage très respectueux

Je prie Monsieur le Professeur R. BLANCHARD, Membre de l'Académie de Médecine, *de bien vouloir agréer mes remerciements pour l'honneur qu'il m'a fait en acceptant de présider ma thèse, et l'assurance de ma reconnaissance respectueuse pour les conseils qu'il a bien voulu me donner.*

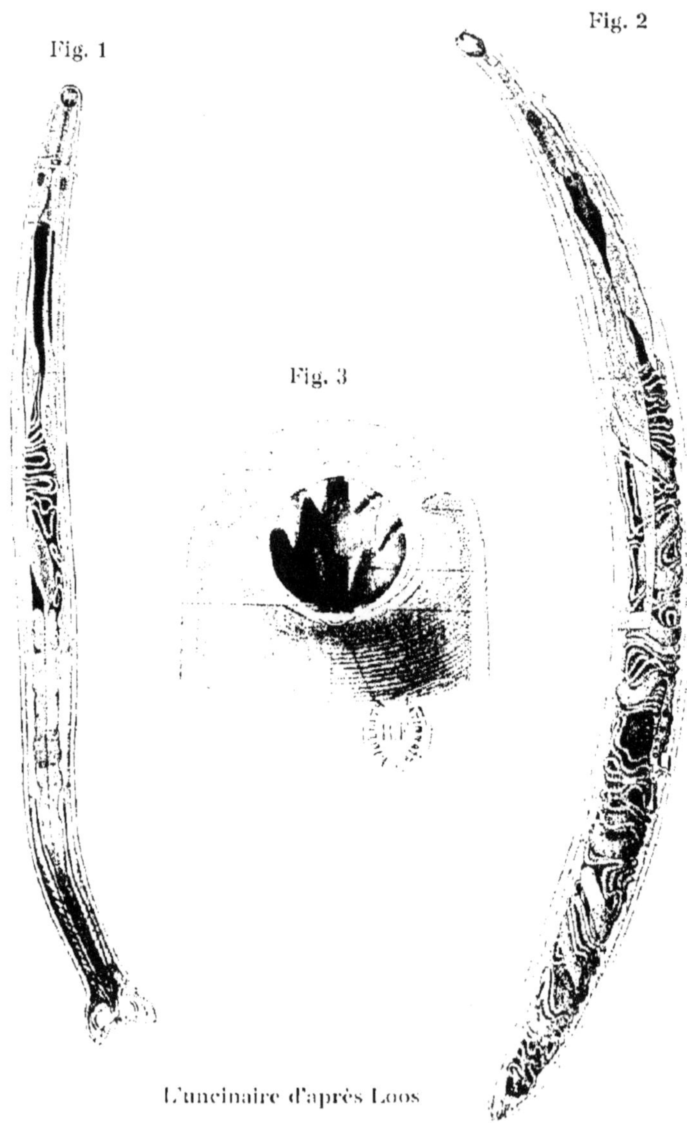

L'uncinaire d'après Loos

CHAPITRE I

HISTORIQUE

Frölich, 1789. — Dubini, 1838.

Pruner, Bilhaz, Griesinger, Siebold, Davaine, notent sa présence en Égypte.

Monestier, à Mayotte; Riou de Kerangal, à Cayenne.

Delioux de Savignac, Forrès Homen, Wacherer, au Brésil.

Kendrata, Heschl, en Autriche ; Sonsino, Caniselli, Concato, Perroncito, en Italie.

Paul Meyer, à Strasbourg ; Mensche, en Allemagne ; Masius, en Belgique ; Kuborn ; Tenholt ; Gilles , Macnamara ; R. Blanchard ; Hallé ; Chaussier ; Jilet et Pinel, Fabre de Commentry, Manouvriez.

La conception ancienne de l'uncinariose et la conception nouvelle (Perroncito). — Les conclusions de Perroncito ne sont pas accueillies d'enthousiasme : Megnin, Trossat, Concato, Dransart, les frères Herer, Manouvriez, Kuborn.

Le Congrès de Bruxelles de 1903 : rapports de Breton, Watteyne, Tenholt, Toth, Barbier.

Il faut mener parallèlement la lutte pour la destruction de l'uncinariose, et l'assainissement des mines : Calmette et Breton, Watteyne.

Importance du péril : en France, Breton, Bréhon; en

Allemagne : TENHOLT, FUSTER ; en Belgique : KUBORN, Lombard.
CONCLUSION.

Pour la première fois, en 1789, Frölich décrit ce parasite sous le nom d'Uncinaire.

En 1838, le Dr Angelico Dubini découvre l'uncinaire dans l'intestin d'une jeune paysanne morte à l'Hôpital de Milan (1). Sa découverte passe inaperçue (2).

Il continue ses travaux, et, en 1844, il signale la présence de ce parasite dans 20 % des autopsies faites en Lombardie.

Cette communication nouvelle n'eut pas plus de succès : pas plus d'ailleurs que celle de Pruner qui, à la même époque, le trouve en Egypte.

La question changea, quand Bilhaz et Griesinger reprirent, sur les indications de Siebold, l'étude détaillée des entozoaires, et leur attribuèrent la chlorose d'Egypte.

Cette maladie, rapporte Davaine (3), attaque en Egypte presque toutes les classes de la Société ; elle est caractérisée « par la pâleur des téguments, le bruit de souffle des jugulaires, des

____

(1) *Amodei annali univ. di medicina Milano*. Aprile, 1848, t. CVI, p. 5.
(2) Fragments d'helminthologie. *Union médicale*, 1884, p. 523.
(3) *Traité des entozoaires*, p. 120.

palpitations, l'accélération du pouls, des lassitudes des membres, de légers dérangements des digestions, sans amaigrissement. »

Les causes de l'affection apparurent, lorsque Griesinger, au cours d'autopsies, nota la présence de milliers d'uncinaires fixés dans l'intestin grêle des malades décédés.

En 1867, le Dr Monestier (1) annonce qu'il a trouvé ce nématode à Mayotte, et confirme la relation qui, d'après Griesinger, existait entre l'ankylostomasie duodénale et la cachexie aqueuse ou cachexie africaine.

Grenet, la même année, constate également sa présence (2).

En 1868, le Dr Riou de Kérangal (3), médecin en chef de l'Hôpital de Cayenne, procède à un certain nombre d'autopsies de malades décédés dans cet établissement hospitalier.

L'uncinaire y est, constate-t-il, très fréquent chez les Européens, un peu moins chez les indiens coolis, les noirs, les arabes et les chinois.

Il existe encore à Bahia (Brésil), si l'on retient une note de Delioux de Savignac à l'Académie de Médecine en 1871 (4).

(1) *Arch. de Médec. Navale*, 1867, 1er vol., p. 200.
(2) *Arch. de Méd. Navale*, 1867, 2e vol., p. 70.
(3) *Arch. de Méd. Navale*, 1868, p. 311.
(4) *Bulletin de l'Acad. de médecine*, 1871, p. 765.

En 1872, Rodriguez de Moura (1) attribue l'hypoémie intertropicale à la présence de l'uncinaire, et à l'appui de son dire, il cite trois cas dans lesquels ce nématode fut trouvé à l'autopsie, alors qu'il n'apparut jamais au cours d'autopsies pratiquées sur des malades ayant succombé à d'autres cachexies parvenues à un état avancé, ou à des maladies différentes.

Forres Homen, de Rio-de-Janeiro, le note au cours de l'autopsie d'un malade que l'on avait cru atteint de cachexie palustre.

Déjà, en 1863, Wacherer l'avait observé au Brésil ; Corre, il est vrai (2), pensera que l'uncinaire peut seulement contribuer « à créer un état morbide dans lequel l'anémie est l'expression dominante ».

En 1877, Kendrata l'observe à Vienne (Autriche) ; dès l'année précédente, Heschl l'y avait signalé ; Sonsino, Caniselli, en 1878, le trouvèrent en Italie, et en 1879, Concato et Perroncito commenceront leurs travaux sur les ouvriers du St-Gothard.

Strasbourg n'est pas indemne ; Paul Meyer

------

(1) De l'hypoémie intertropicale considérée comme maladie vermineuse, 1872, p. 477.

(2) *Traité clinique des maladies des pays chauds*. Paris, 1887.

l'indique dans cette ville en 1881, tandis qu'en 1883, Mensche le rencontre en Allemagne.

Deux années auparavant, à Liège (Belgique) le Pr Masius voit entrer à sa clinique de l'Hôpital de Bavière, un malade qui avait été occupé l'année précédente aux briqueteries de Cologne, et en 1885 (1), Kuborn soigne un mineur italien employé dans un charbonnage de Seraing, et qui avait travaillé au St-Gothard. Cet auteur écrira d'ailleurs que l'introduction de l'uncinaire dans les charbonnages belges coïncide avec l'invasion des ouvriers piémontais.

Au congrès de Bruxelles, en 1903, Tenholt décrit ainsi l'invasion de la Westphalie. L'épidémie fut attribuée aux ouvriers wallons, mais, dit-il, dans la lutte entreprise contre ces émigrants ignorants, on avait fait fausse route. « Je pus prouver que dans la mine du comte Schwerin, où d'abord s'étaient produits bizarrement plusieurs cas de maladie, et où avaient, dit-on, travaillé des Wallons, en vérité ce n'étaient pas ceux-ci qui avaient été frappés, mais des ouvriers hollandais qui, on le sait, avaient été jusqu'à ce jour, comme toute la Hollande, épargnés par la maladie. Dans le même temps, j'en ai trouvé

____

(1) *Bull. Acad. de Méd. de Belgique*, 30 sept. 1905.

dans la mine Eiberg, la seule où, en 1896, des Wallons travaillaient en contact immédiat avec les ouvriers des tuileries champêtres; je n'ai, dis-je, après avoir observé de jour en jour le bassin houiller, trouvé aucun ouvrier infesté du ver. Un peu plus tard, dans la même année, je vis dans la mine « Notre Fritz », un ouvrier émigré quelque temps auparavant de Brennberg, en Hongrie, et chez qui les couleurs toutes spéciales du visage me firent pressentir l'ankylostome. Une inspection microscopique de ses selles me permit d'en découvrir la trace dans ses excréments.

Dès lors, et déjà auparavant, nous savions que cette maladie était très répandue en Hongrie ; au lieu de marcher vers l'Est, nous allâmes vers l'Ouest et au Sud, luttant contre l'émigration des ouvriers austro-hongrois et italiens. Le résultat fut significatif ».

Les recherches se continuent un peu partout et le Dr Gilles, médecin militaire du Bengale, attribuera à notre parasite la fièvre noire qui vers 1896, sévit dans la province d'Assam (1).

Pour cet auteur, la fièvre kala-azar, l'uncinariose et le béri-béri ne sont peut-être qu'une même maladie.

____

(1) *British med. Journ.* 7 mars 1896.

Bisrah, Macnamara confirment cette opinion. Il n'y a pas cependant unanimité. Stephen fait des réserves, et bien que l'uncinaire ait été retrouvé, il croit que cette maladie est plutôt de nature malariale.

C'est justement que M. le Pr R. Blanchard, après avoir indiqué que les Egyptiens avaient eu à se plaindre de ce commensal, ajoutera : « à Zanzibar, à Mayotte, en Guinée, dans le Haut-Sénégal, etc... en Asie, au Bengale, au Japon, on le connaît. En Amérique, il est extrêmement répandu ; aux Antilles, aux Guyanes, en Colombie, au Brésil, dans le sud des Etats-Unis, l'anémie qu'il provoque est endémique. On l'a signalé aussi en Bolivie et au Pérou ; ajoutons encore qu'il abonde dans diverses régions océaniennes, particulièrement dans l'archipel Malais » (1).

En Europe, la question est dominée par la belle découverte de Perroncito en 1880, mais avant que de la retracer, il convient de nous demander quelle opinion les anciens médecins avaient de l'étiologie de cette affection, dont les victimes furent nombreuses.

Tenholt (2) assure que l'uncinariose est certai-

______

(1) *Traité de pathologie générale*, 1896.
(2) Congrès d'hygiène de Bruxelles, 1903.

nement endémique depuis des temps indéfinis dans les pays chauds.

Pour cet auteur les nègres doivent tous loger en eux ce parasite, mais il n'en souffrent pas, ou très peu ; ils le logent comme un hôte non dangéreux.

En juillet 1905, M. le Pr R. Blanchard communique à l'Académie de Médecine une note du Dr Ferrier, médecin militaire de Mostaganem, qui a observé trois cas d'uncinariose se rapportant à des jeunes gens de quinze à dix-huit ans, nés à Mostaganem, qu'ils n'avaient jamais quitté et y exerçant la profession de jardinier. Il s'agit donc, dit M. le Pr R. Blanchard, de cas autochtones, ce qui donne à ces observations une importance considérable. Le savant professeur s'exprime ainsi :

« L'Algérie n'était pas jusqu'à présent considérée comme un pays à uncinariose ; en fait, rien n'est plus explicable que l'existence de la maladie en cette contrée, dont la température moyenne est sensiblement égale à celle de l'Egypte, si fortement contaminée. La maladie n'y atteint certainement pas la même extension, ni la même gravité qu'en Egypte, mais il est essentiel de savoir qu'on peut la rencontrer dans certains milieux spéciaux, notamment dans les cultures maraîchères. On est porté à rapporter au paludisme des anémies graves qui, désormais, pourront être attribuées avec non moins de vraisemblance à l'uncinariose : l'examen des déjections sera seul capable de donner le diagnostic. »

Mais il existe également dans les pays tempérés, et même dans les pays froids, en Suisse notamment, à 1179 mètres au-dessus de la mer. En France, Hallé rapporte qu'une galerie d'une mine d'Anzin (1), la mine du Vivier, d'après Manouvriez (2), fut infectée en l'été de l'an XI ; on n'y avait jamais rien vu de pareil, dit-il, et cependant cette galerie ne se distinguait pas des autres ; elle avait la même profondeur, 231^m ; elle était percée de la même manière, mais elle était plus longue, et l'air s'y renouvelait moins ; la température y était de 17°, la respiration était gênée, et les ouvriers assuraient « que l'eau qui filtre à travers la mine ne tombe pas sur leurs mains ou sur leurs parties nues, sans y faire naître des ampoules ou des furoncles. »

Cette observation doit être soulignée, nous verrons l'importance que ce fait a acquis par la suite.

Cette épidémie fut attribuée à la fermentation

---

(1) Observations sommaires sur une maladie qu'on peut nommer « anémie ». *Journal de Médecine*, an XIII, p. 3.

(2) *L'anémie des Mineurs d'Anzin*. Baillière, 1878.

des eaux de filtration qui dégageaient du gaz sulfhydrique, cause de tout le mal.

Les accidents se multipliant, la Compagnie des mines d'Anzin consulta la Société de la Faculté de Médecine de Paris, et, par suite de cette orientation de la science médicale, Hallé fut chargé de faire un rapport ; n'avait-il pas étudié les effets du méphitisme des fosses d'aisances ? Chaussier lui fut adjoint, car il avait recherché l'action des gaz délétères, et il attribua tout le mal à « un gaz particulier ».

Jilet et Pinel s'associèrent aux travaux d'Hallé et de Chaussier. Jilet crut pouvoir s'en prendre à « une vapeur méphitique exhalée des fentes de la mine ».

Quatre malades furent mis à la disposition de la Société de la Faculté. Le premier, traité par des frictions mercurielles, mourut. Hallé avoue qu'il en fut très affecté : il craignit que le moral des trois autres n'en fut atteint et que ses efforts n'en fussent paralysés.

Heureusement, rien de tel ne se produisit, et il raconte avec une grande satisfaction, que tout en pleurant leur camarade disparu, ils éprouvèrent un certain réconfort en pensant que les médecins, en procédant à son autopsie, pourraient plus aisément deviner la cause du mal dont ils souffraient.

Il n'en fut malheureusement rien ; néanmoins leur espérance ne fut pas complètement déçue : les praticiens furent frappés de « la décoloration générale qui s'observait dans toutes les parties naturellement rouges, et sur toutes les faces où le système capillaire reçoit évidemment le sang rouge ». Ils proposèrent, en conséquence, d'administrer du fer aux survivants, et constatèrent des résultats favorables.

Hallé décida en outre, qu'il convenait d'appeler cette maladie « anémie », du nom que lui avait donné Lieutaud.

De longues années plus tard, Fabre, de Commentry, tentera de formuler sur cette maladie un diagnostic rétrospectif, et dira « que les mineurs d'Anzin eurent réellement de l'anémie, une anémie confirmée à un degré extrême...Mais, hâtons-nous d'ajouter, une anémie secondaire qui paraît avoir été un empoisonnement subaigu, sinon chronique, par des gaz méphitiques dont nous ne pouvons préciser la nature, et peut-être aussi par les eaux qui filtraient des parois de la galerie » (1).

Quoiqu'il en soit, ainsi baptisée, la question

______

(1) *De l'anémie chez les mineurs.* Paris, 1878.

Voir également du même auteur : *Des conditions hygiéniques des houillères*, 1878.

n'en reste pas moins obscure, et en 1878, Manouvriez écrira que l'anémie des houilleurs était « une intoxication chronique par les vapeurs de produits de distillation et de combustion lente de la houille, mise en liberté par le fait de l'exploitation des mines ». Dès lors, toute la prophylaxie consistera à établir dans les fosses infectées, une ventilation en rapport avec l'importance de l'exploration.

Il recommandait également de choisir les ouvriers de constitution vigoureuse, de leur conseiller l'usage modéré de l'alcool qui favorise, dit-il, l'élimination des dérivés de la houille, le lait en abondance, comme reconstituant et comme corps gras dissolvant.

Fabre, de Commentry, dans une étude que nous avons déjà citée, recherche une à une les causes de l'anémie du mineur. Il l'attribue à l'excès d'acide carbonique, à la diminution d'oxygène, à la présence d'oxyde de carbone, d'azote, d'hydrogène sulfuré et arsenié, de l'acide sulfureux, des acides nitreux, de l'ammoniaque et peut-être de l'hydrogène pur ; à l'influence de l'humidité, à l'action des poussières et des miasmes, enfin à l'élévation de la température et à la ventilation insuffisante.

A ces causes, il en ajoute d'autres, de nature très différente, tels les efforts musculaires que le

mineur doit déployer sans cesse, où l'influence
des différents minerais.

Il n'est pas jusqu'à l'influence de l'hérédité, de
l'alimentation, des excès, que cet auteur ne recherche et ne s'efforce d'évaluer.

Le problème étant ainsi posé, les mesures à
prendre pour protéger le mineur en découlaient
naturellement. Il fallait tout d'abord choisir des
sujets en pleine vigueur, plus particulièrement
aptes à résister aux causes de nuisances qu'ils
allaient rencontrer ; puis, veiller à la bonne
tenue de la mine et à la rigoureuse observation
de toutes les mesures de salubrité préconisées
dans ces milieux. Cette conception paraissait
rigoureusement arrêtée, et, disons-le, elle ne
s'était affirmée dans l'esprit des médecins qu'a-
près de longues recherches et de lentes investi-
gations, si bien que même aujourd'hui où la
nature parasitaire de l'affection est démontrée,
Kuborn écrira encore (1) :

« Depuis l'époque où l'on a commencé d'extraire
la houille des profondeurs de la terre, et cette époque remonte pour le pays de Liège à plusieurs siècles,
l'anémie a frappé les travailleurs. Toutes les causes
de fatigue étaient réunies à un haut degré pour
épuiser l'économie : descentes et ascensions de plu-

____

(1) *Académie de médecine Belge*, 30 sept. 1905.

sieurs centaines de mètres aux échelles dressées contre les parois du puits, travail soutenu dans les positions les plus pénibles, les plus fatigantes, exécuté dans un air saturé d'humidité, à des températures atteignant, dépassant même 40° c. dans certains chantiers d'un renouvellement régulier ou suffisant impossible, dans les galeries basses, étroites, tortueuses de la mine. A ces causes d'exténuation amenant l'usure, la sénilité précoce et la destruction des hématies, que ne venait pas compenser une réparation suffisante, s'ajoutaient des influences plus directement offensives : la réduction à 18, à 17 % de l'O., la viciation de l'air par l'anhydride carbonique, l'oxyde de carbone, l'hydrogène carbonné et, dans certaines circonstances, par le sulfide hydrique. Tel était l'état des choses en 1855. L'anémie battait son plein. Vers 1865, la descente et la montée aux échelles furent supprimées, et cette première mesure ne tarda pas à relever l'état physique des ouvriers. Une ventilation puissante, intelligemment conduite, devait achever l'œuvre de la rédemption. Les galeries furent heureusement rectifiées, leurs dimensions successivement agrandies : de puissants courants furent établis pour emporter l'air vicié et faire pénétrer dans les chantiers de l'air neuf en même temps que celui-ci venait abaisser de plusieurs degrés la température intérieure.

Telle est la puissance des appareils de ventilation employés aujourd'hui dans les mines que l'air chassé dans certaines galeries est parfois si vif que l'ouvrier lorsqu'il traverse ce milieu en est sensiblement gêné.

En 1860, le nombre de machines d'aérage était de

218 avec une force de 3,354 chevaux-vapeur ; en
1880, le chiffre s'élevait à 385, produisant une force
de 14.183 chevaux-vapeur. Ainsi, tandis que dans
la première période le nombre des chevaux-vapeur
était de 359 pour 10.000 ouvriers du fond, il attei-
gnait 1.828 en 1880. »

Et il conclut que l'ancienne anémie des
mineurs a disparu, et que nous nous trouvons
en présence d'une affection nouvelle. Cette théorie est à discuter, mais il est incontestable
que toutes les mesures qui contribuent à aug-
menter la salubrité de la mine augmentent par
là même la résistance du mineur : elles ne font
pas disparaître la cause du mal.

Avec Perroncito nous allons franchir une étape
nouvelle et décisive.

Le 27 février 1880, Perroncito fit à l'Académie
des Sciences de Turin, une communication dans
laquelle il annonça qu'il avait retrouvé l'uncinaire dans les selles des ouvriers occupés au
percement du St-Gothard.

Le 15 mars suivant, à l'Académie des Sciences
de Paris, Concato et Perroncito déclaraient
qu'ayant soigné trois ouvriers employés sur ces
chantiers, ils avaient trouvé des uncinaires dans
les fèces de ces malades qui étaient profondé-
ment épuisés par le fait d'une grave et mena-

çante anémie. Or, disaient ces malades, leurs compagnons de travail étaient, par centaines, atteints du même mal.

Le 7 juin suivant, Perroncito revenait à la charge : « de nouvelles observations plus nombreuses et plus précises, me permettent aujourd'hui d'affirmer la nature essentiellement parasitaire de la maladie. De plus, elles m'autorisent à déclarer que celle-ci est sous la dépendance de trois espèces différentes d'helminthes : le dochmus duodenalis de Dubini, l'anguillula stercoralis, l'anguillula intestinalis de Bavay.

Il est constant que tous les individus revenus du tunnel de St-Gothard sous le coup de l'anémie ou de l'oligoémie pernicieuse, sont porteurs d'un nombre tellement considérable d'ankylostomes et d'anguillules que la présence seule de ces vers suffit à expliquer le développement de ·l'anémie. »

Continuant ses recherches, Perroncito déclare en 1882 (1) qu'il a étudié à St-Etienne l'anémie des mineurs décrite par Riembault (2) qui l'attribuait à la privation de lumière et à l'humidité, et par Manouvriez (3) ; les symptômes de cette ma-

____

(1) Académie des Sciences, 2 janvier 1882.
(2) *L'hygiène des ouvriers mineurs dans les exploitations houillères.* Paris, 1881.
(3) *Op. cit.*

ladie sont les mêmes que ceux que présentent les mineurs anémiques du St-Gothard, les paysans des régions basses et humides, les briquetiers et les mineurs de Schemnitz ; l'examen microscopique des selles de trois mineurs a révélé la présence d'un nombre considérable d'œufs d'uncinaires.

Il en concluait que les uncinaires formés existaient en France, et que l'anémie des mineurs de St-Etienne était semblable à celle des mineurs de Schemnitz.

Ces déclarations ne furent pas accueillies d'enthousiasme, ainsi que le remarque Mégnin (1).

Trossat (2) consacra un chapitre de son ouvrage sur l'ankylostome duodénal, au diagnostic différentiel entre l'anémie du St-Gothard, et l'anémie des houilleurs porteurs d'uncinaires , il déclare notamment que c'est toujours en vain qu'il a recherché le tympanisme abdominal, les coliques, la diarrhée, les mœlènas ; autant de signes constatés de l'uncinariose. « Les causes de l'olighémie sont encore incertaines, écrivait de son côté, Concato en 1880 (3), à l'occasion de l'ouvrier autopsié à Turin, et nous sommes encore

------

(1) *A chiv. générales de Médec.*, 1881, tome II, p. 712.
(2) *L'ankylostome duodénal*, 1885.
(3) *L'Osservatore*, 10 fév. 1880.

Fillassier

2

à nous demander si elle dépend des nombreux ankylostomes de l'intestin, ou bien des mauvaises conditions hygiéniques dans lesquelles ce malade avait vécu. »

Au Congrès de la Rochelle, en 1882, Dransart déclare que l'anémie des mineurs n'est pas plus fréquente chez les houilleurs que chez les ouvriers des autres industries ; qu'elle est identique à l'anémie qui se voit partout, et que, dès lors, il n'y a plus d'anémie des mineurs.

MM. les Drs Iberer (1) vont plus loin : ils ont examiné des ouvriers qui venaient des campagnes où ils s'étaient livrés aux travaux de l'agriculture, d'autres qui avaient gardé leurs troupeaux dans les Alpes, d'autres qui venaient de leurs villages et avaient toujours vécu à plus de 20 kilomètres d'une mine ; d'autres encore qui avaient fait pendant trois ans et sans être incommodés leur service militaire, et chez un grand nombre de ces sujets ils ont trouvé des uncinaires alors qu'aucun symptôme ne permettait de les soupçonner.

Pour Manouvriez, d'après ses premiers travaux de 1876, l'anémie des mineurs ayant régné seulement dans un grand nombre de mines de houilles,

____

(1) *Revue hebdomadaire de médecine de Munich*, 7 juin 1903.

et, là seulement, devait être nommée plus justement « anémie des houilleurs ».

En 1882, son collaborateur Lesage (1), trouva l'uncinaire chez les anciens mineurs anémiques d'Anzin qui avaient fait le sujet des anciennes observations ; peu après Manouvriez constata également et par lui-même sa présence chez de nouveaux malades (2).

Depuis ces luttes, un grand effort a été fait, et la vérité s'est manifestée éclatante au Congrès de Bruxelles de 1903 qui avait mis à l'ordre du jour de sa IVe section, la question suivante :

« Faire connaître le développement topographique de l'ankylostomasie dans les pays houillers, le pourcentage des ouvriers qui en sont atteints et les rapports de cette maladie avec les conditions hygiéniques des mines de houille où elle a été constatée (ventilation, température, humidité, etc...)

Indiquer les mesures prophylactiques pratiques et réalisables à prendre pour enrayer le

---

(1) État de l'endémie houillère d'Anzin, anémie des mineurs; rapport d'épidémies pour 1 83 — Manuscrit de l'Académie de médecine, mai 1884. — Voir également : *Loire médicale*, 1884, t. III, p. 241 ; et *Annales d'hygiène*, 1885, 3e série, t. XIII, p. 104 à 165.

(2) *Bull. médical du Nord*, février 1882.

mal. Signaler celles qui ont été appliquées et les résultats qui en ont été obtenus. »

Nous aurons l'occasion de faire des emprunts, au cours de cette étude, aux rapports déposés par MM. Breton pour la France, Watteyne, Tenholt, Toth, Barbier ; disons seulement que la rédaction même de la question soumise par le Congrès, témoigne dès maintenant de l'importance de la situation hygiénique de la mine, dans le développement de l'uncinaire.

Kuborn même, avons-nous vu, enseigne que les mesures d'hygiène appliquées dans les mines ont fait disparaitre la toxianoxémie d'autrefois.

Une seule cause d'anémie subsiste : l'uncinaire; nous verrons comment des mesures prophylactiques bien comprises aident à sa disparition. Mais il semble que la formule de Calmette et Breton soit vraie, qui distingue le terrain et la graine « facteurs d'égale importance ». — Si la graine (la larve) vient à pénétrer dans l'intestin de sujets résistants, elle peut y germer sans qu'il en résulte de troubles pathologiques apparents.

« Si le terrain est débilité par toutes sortes de causes extrinsèques et intrinsèques, elle s'y implantera au contraire, en produisant tous les symptômes d'une maladie chronique à allures menaçantes pour la vie de l'individu. » Les dan-

gers de l'exploitation des mines sont assez nombreux pour que l'intelligence humaine s'emploie
à en triompher. Il serait coupable d'en laisser
subsister un, qu'une attention éveillée et des
mesures appropriées suffiraient à conjurer. D'ailleurs Watteyne, dans son rapport au congrès de
Bruxelles, signale le parallélisme qu'on observe
entre les conditions où se trouvent les mines
sous le rapport de la ventilation et de l'humidité,
et leur degré d'infection par l'uncinariose.

Le problème est difficile, de la rétribution
équitable du capital-travail et du capital-argent,
et les écoles économiques se sont divisées sur le
point de savoir quelle part doit être réservée
dans sa solution à l'intervention de l'Etat. Mais
ici, nul doute, et l'école la plus orthodoxe convient que cette intervention est un devoir, lorsqu'il s'agit de veiller à la sécurité de l'ouvrier
éclairé, et à la protection de la santé publique.

S'il est vrai que l'uncinaire affectionne les pays
chauds, il fait dans nos climats tempérés de
réels ravages. « Maladie des mineurs, des briquetiers, des ouvriers des rizières et des solfa-
tares, de tous les groupes humains qui manient
journellement les houilles, les argiles et les terres humides, l'uncinariose paraissait avoir en
Europe ses foyers de prédilection et d'extension,

dans la Belgique. l'Allemagne, la Haute Italie...
Les ouvriers des grandes houillères de France
sont frappés dans des proportions inquiétantes :
le nombre des atteints varie suivant la région
entre 2 et 50 % de l'effectif de leur personnel »
écrira le Dr Simonin (1).

M. le Pr R. Blanchard avait indiqué déjà les
ravages qu'ils firent jadis aux mines de Hongrie.

Un coup d'œil rapide sur l'importance de l'uncinariose en France, en Allemagne, en Belgique,
achèvera de montrer la nécessité d'une prompte
intervention.

En France, M. Breton (2) distingue trois pério-
des : la première, pendant laquelle le parasite est
ignoré ; la deuxième, pendant laquelle il est signalé, mais son importance méconnue ; la troisième, pendant laquelle l'uncinaire devient la
cause évidente de l'anémie des mineurs.

A la suite de l'enquête instituée par le Gouvernement, on trouva 5% des mineurs atteints dans
les houillères de la Loire (Rives-de-Gier, Grand-
Croix, la Péronnière) ; les sociétés de la Loire
donnent 2 % ; le bassin du Gard, dont les puits
sont peu profonds, bien installés et aérés, est

---

(1) *Pseudo-dysenterie et anémie de nature ankylostomasique,* par Simonin.
(2) Rapport au Congrès d'hygiène de Bruxelles, 1902.

intact ; les mines de l'Hérault donnent 3 °/₀ ; celles de l'Allier, de l'Aveyron, du Lot et du Tarn sont presque indemnes, tandis qu'à Anzin, Lens, Valenciennes, l'uncinaire existe à l'état latent, et que les mines du Nord et du Pas-de-Calais donnent 2 °/₀.

Le Dr Bréhon a fait des recherches pour le compte de la Compagnie de Béthune (1) qui occupe 6.000 ouvriers environ, dont 4.737 travailleurs du fond. Il n'a trouvé que deux fois l'uncinaire : — les deux ouvriers atteints avaient travaillé près de Mons.

M. le Dr Bréhon estime que cette maladie n'existe pas dans la région parce que les mines ne sont pas humides et que la température n'atteint pas les 25°-35° qu'il estime nécessaires.

Peut-être ces conclusions sont-elles bien optimistes ?

Pour la région de St-Etienne, Briançon a donné des chiffres fort importants ; il convient d'en reproduire quelques-uns :

A la Cie de Roche-la-Molière et Firminy, la proportion totale de l'infestation au Puits Laclaux est de...................................... 92   p. 100

Au Puits Adrienne.............. 6,25 p. 100

(1) *De la fréquence de l'ankylostome dans une région du Bassin houiller du Pas-de-Calais. Arch. de Médecine,* 17 janvier 1905.

Au Puits Monterrad :

    1er Quartier..................... 75   p. 100
    2e Quartier. .... 57,14 p 100
    3e Quartier................. 50   p. 100
Au Puits Ban....,................ 4,16 p. 100
Au Puits Mafoli.................. 3,33 p. 100
Au Puits Dolomici............... 5,88 p. 100
Au Puits Grüner :

    1er Quartier..... .... 26,31 p. 100
    2e Quartier.... .... 10.52 p. 100
Au Puits Championnière......... 14,28 p. 100
Au Puits des Granges............. 0
Au Puits Combes................. 27,58 p. 100
A la Cie de Montrambert et la Gué-
raudière :

Au Puits Ferrouillat.............. 33   p. 100
    1er, 2e et 3e Quartiers........ 86,36 p. 100
Au Puits St-Dominique :

    1er 2e Quartiers............... 88,23 p. 100
    3e, 4e Quartiers............. 88,23 p 100
Au Puits Marseille............... 34,69 p. 100
Au Puits Devillaine.............. 31,245 p. 100

Ces chiffres démontrent mieux qu'un commentaire, la réalité du péril, et la nécessité d'une intervention législative.

En Allemagne, voici, d'après Tenholt, le dernier état de la question :

18 cas environ furent observés en 1897, dans le district de Rybuick, aux charbonnages de la

Haute-Silésie, 20 à 30 cas furent notés au Lazareth de Nieder-Rydultau, dans le même district. Tenholt les attribue aux mines de Hongrie.

En Basse-Silésie, l'uncinaire n'a fait que peu de dommages. Dans la contrée de Waldenburg, quelques cas furent constatés en 1898 et 1899, chez des mineurs venus de Westphalie.

En Saxe, les mines sont presque indemnes ; de même dans les mines Hbenbürn, en Westphalie septentrionale, de même encore dans le Hanòvre.

A Aix-la-Chapelle, la maladie a apparu il y a quelques années mais elle paraît en décroissance.

D'après Löbker, on a observé récemment 14 cas, qui, tous provenaient d'ouvriers employés auparavant dans le Hainaut ; à l'hôpital de la Corporation des mineurs, à Bardenberg, 23 cas se produisirent de 1887 à 1888 ; Tenholt y rapporte 6 cas en 1899 dans la mine Nordstern, 5 cas en 1902, et un cas seulement en 1901 dans la mine Anna.

L'uncinariose est inconnue dans l'Allemagne du Sud.

M. Fuster confirme ces renseignements : l'ankylostomiase, dit-il, est à peu près inconnue dans la Silésie, le bassin de la Sarre ou les autres mines allemandes ; elle a son terrain d'élection en Westphalie.

Dans sa communication à l'Académie de Médecine de Belgique du 30 septembre 1905, Kuborn recherche l'importance de l'uncinariose dans l'arrondissement de Charleroi.

Les chiffres accusés sont faibles :

5.300 examens de déjections sont effectués pour un personnel de 37.530 ouvriers du fond : on ne constate que 31 fois la présence de la maladie.

Mais si à Mons, deux sociétés ont leurs puits indemnes,

Deux autres donnent............. 1 %
Deux autres..................... 1 à 10 %
Quatre autres................... 11 à 25 %
Une société donne 50 %.

M. Lombard, dans une proposition au Conseil provincial du Hainaut en juillet 1905, évaluait de 80 à 90 % le personnel atteint au charbonnage de Ghlin. Il relevait des proportions de 20 à 25 % dans plusieurs exploitations.

A Liège, le rapport du Comité d'enquête pour l'année 1904 révéla que pour 72 sièges, 23 seuls étaient indemnes ou presque ; les 49 autres se répartissaient ainsi :

Dans 3 charbonnages, le nombre des porteurs de vers est de... .... 5 %

Dans 10	....	6 à 10 %
» 6	....	11 à 15 %
» 4	....	16 à 20 %
» 2	....	21 %
» 6	....	26 à 30 %
» 4	....	31 à 35 %
» 4	....	36 à 40 %
» 5	....	41 à 50 %
» 3	....	51 à 60 %
» 2	....	75 à 92 %

soit pour 22.000 ouvriers, 6.700 sujets atteints.

La conclusion sera brève : la réalité du mal est très formelle ; nous aurions voulu dresser un tableau exact de la situation à l'heure où nous écrivons, par une enquête dans les exploitations françaises. A cet effet, nous nous étions adressé à un grand nombre de compagnies minières : celles-ci nous ont répondu très aimablement, mais leurs réponses s'inspirent malheureusement d'un optimisme excessif : elles ne connaissent pas, pour la plupart, l'uncinaire dans leurs exploitations. Nous venons de démontrer que cette opinion ne se défend pas et les Pouvoirs publics se doivent d'intervenir en une question qui touche à un si haut degré, à la protection de l'ouvrier.

CHAPITRE II

BIOLOGIE

Description du parasite, d'après DAVAINE.
Existe-t-il chez les autres animaux ? MÉGNIN, RAILLET,
   GUIART, TENHOLT, von ERMENGEN, LOOS, WATTEYNE.
Il frappe non seulement l'adulte, mais l'enfant : ARSLAN.
Classification de M. le Pr R. BLANCHARD.
L'uncinaria duodenalis ; l uncinari a americana.
Mode de reproduction : Température de 20 à 30°, hu-
   midité.
Peut-il vivre à une température inférieure ? (LAMBINET).
Procédé de GOLDMAN, pour détruire les larves enkys-
   tées dans l'estomac, à l'aide de l'acide citrique
(LAMBINET).
Comment agit l'uncinaire ? Hémorragie ? Toxine ?
Modes d'introduction : par la bouche ? A travers la
   peau ? LAMBINET, HERMANN.
CONCLUSION.

« Vers cendrés à corps cylindrique ; tête un
peu amincie ; bouche en forme de ventouse,
subcornée, dont l'ouverture est ample, circulaire,
tournée vers la face dorsale ; dents situées dans
la bouche, en dedans de la marge inférieure au

nombre de quatre ; pharynx infundibuliforme, à parois résistantes ; œsophage musculeux, s'élargissant en arrière, tégument strié en travers ; deux éminences coniques ou papilles opposées situées à la limite du premier sixième de la longueur totale du corps ; anus latéral, un peu en avant de l'extrémité de la queue.

Mâle, pourvu d'une bourse caudale terminale, entière, excisée en dessous, multiradiée, exappendiculée ; pénis double et très long.

Femelle, à queue obtuse : vulve située en arrière. Vivipare. »

Telle est la description que Davaine donnait de ce parasite en son « Traité des entozoaires. »

Il existe chez l'homme, mais aussi chez le chien, ainsi que l'a démontré Mégnin ; Raillet l'a observé chez le cheval ; Guiart rappelle qu'il a été constaté chez le bœuf, le mouton, le renard.

Tenholt cependant, écrit : « toutes les expériences faites pour prouver que le parasite peut exister chez les autres animaux, notamment chez les chiens et les chevaux, doivent être considérés comme ayant échoué. Au début, je croyais pouvoir transmettre avec succès la larve au chien, mais des tentatives ultérieures que je poursuivis avec une grande attention, m'ont convaincu du contraire. »

Van Ermengen (1) se préoccupe au contraire du rôle que peuvent jouer certains animaux domestiques dans la propagation de la maladie.

C'est ainsi, dit-il, que des uncinaires que l'on croit de forme spéciale, ont été trouvés dans l'intestin du chien, du chat, des chevaux. Loos cependant nie ces faits.

Vatteyne se place à un autre point de vue : il note que Löbker, Lüthgen, Meyer, au cours d'une enquête à laquelle ils procédèrent en Hongrie, à la mine de Brenberg, constatèrent que la propagation de la maladie avait marché de pair avec la présence des chevaux dans la mine, et qu'elle disparut presque complètement lorsque la traction animale fut remplacée par la traction mécanique.

Chez l'homme, il frappe l'adulte, mais Arslan (3) rapporte qu'étant assistant à la Clinique des maladies des Enfants de Padoue, il vit arriver un enfant de douze ans qui présentait tous les symptômes d'une profonde anémie. Le petit malade avait commencé à souffrir vers sa sixième année ; l'examen microscopique des selles révéla la présence de l'uncinaire.

---

(1) *Revue d'hygiène et de police sanitaire*, 1899.
(2) *Annales des mines de Belgique*, t. VIII.
(3) *Revue des maladies de l'enfance*, 1892, p. 556.

Il poursuivit ses recherches et découvrit bientôt une véritable épidémie dans quatre ou cinq petites communes de Padoue et de Venise, et c'est ainsi qu'il put dresser un tableau des enfants atteints : cinq étaient âgés de deux à cinq ans, dix de cinq à dix ans, six de dix à quinze ans. Tous appartenaient à la classe pauvre : on avait diagnostiqué la tuberculose ou d'autres affections cachectiques.

Si nous recherchons quelle place ce parasite occupe, nous pouvons, en nous reportant à l'étude de M. le Pr R. Blanchard, dans le Traité de pathologie générale de Bouchard, dresser le tableau suivant : tout d'abord, les Nématodes, de la classe des Nemathelminthes « c'est-à-dire des vers cylindriques, non ciliés, à corps non segmenté, bien que le tégument présente souvent une annalation superficielle. Ils ont le corps allongé, fusiforme ou filiforme ; ils sont pourvus d'une bouche terminale et d'un tube digestif débouchant par un anus terminal ou subterminal. Ils se développent directement, sans migrations, ou passent au contraire par deux hôtes successifs. Les formes parasites sont très nombreuses et se répartissent en un certain nombre de familles».

Sept sont plus particulièrement intéressantes:

1re Famille : *Les Ascaridiœ*	Ascaris Linné.	1758
	Oxyurus Rudolphi. . . .	1809
2e Famille : *Les Strongylidœ*	Eustrongylus Diesing. . .	1851
	Strongylus O. F. Muller. .	1780
	Uncinaria Frôlich. . . .	1789
	(Ankylostoma Dubini. . .	1843
	Dochmus Dujardin. . . .	1845
3e Famille : *Les Trichotrachelidœ*	Trichocephalus gôze. . .	1783
	Trichinella Raillet. . . .	1895
4e Famille : *Les Filaridœ*	Filaria O. F. Muller. . .	1787
5e Famille *LesGnathostomidœ*	Gnathostomum Owen. . .	1836
6e Famille : *Les Anguillulidœ*	Rhabditis Dujardin. . . .	1845
7e Famille : *Les Angiostomidœ*	Strongyloïdes Grassi. . .	1879

L'uncinaria Frölich occupe donc le x1e genre.
C'est, constatera M. le Pr Blanchard, l'un des parasites les plus répandus ; elle vit dans l'intestin grêle et y cause une sorte d'anémie pernicieuse.

Guiart enseigne que deux espèces différentes peuvent apparaître chez l'homme (1).

____

(1) *L'ankylostomiase.* Maloine, 1905.

L'*Uncinaria duodenalis*, petit ver blanc rosé, cylindrique, un peu atténué en avant. Sa longueur est d'environ 1^{m}01 chez le mâle, 0 cm. 5 chez la femelle ; sa largeur varie entre 0^{m}005 et 0^{m}001 ; les femelles sont trois fois plus abondantes que les mâles. Ce fut cette espèce, découverte par Dubini, qui se répandit à travers le globe.

Guiart en donne une description trop précise pour que nous n'y renvoyions pas ; disons seulement que l'appareil digestif débute par une capsule buccale en forme de cloche, chitineuse, dès lors très résistante.

Inclinée dorsalement, elle forme un angle avec le corps, d'où le nom d'ankylostome, de deux mots grecs qui signifient « bouche recourbée ». Nous lui avons préféré le nom d'uncinaire sous lequel il fut décrit par Frölich pour la première fois, et qui lui fut donné parce que cette bouche est munie de crochets (uncinus).

Des glandes naissent sur les bords de la capsule, et s'étendent jusqu'à la moitié de la longueur chez le mâle.

La poche copulatrice est divisée en quatre lobes au fond desquels débouchent l'intestin, les glandes anales et le canal déférent ; un tube granuleux forme une gaine aux deux spicules. Au tiers postérieur du corps, la vulve de la femelle fait saillie et s'ouvre dans un vagin qui fait communiquer deux utérus. Le Dr L. Briançon rapporte (1) qu'au point de fusion des utérus, on aurait vu des ovules et des spermatozoïdes ; ce serait donc là que se ferait la fécondation. L'expulsion ne se produirait que lorsque l'œuf s'est recouvert d'une coque ainsi que nous ne tarderons pas à le voir.

La deuxième espèce est fournie par l'*Uncinaria americana*, découverte par Stiles en 1902.

La capsule buccale ne présente plus de crochets, mais une paire de lèvres semi-lunaires proéminentes, et une paire de lèvres dorsales.

Nous ne nous attarderons pas sur ces caractères et ces différenciations aujourd'hui bien connues.

Les femelles d'uncinaires pondent un nombre considérable d'œufs ; dès 1878, Grassi trouva des œufs dans les déjections des malades ; Lichtenstern en a compté 20.000 environ dans un gramme de matières fécales, et 4 millions dans 223 grammes.

Ces œufs présentent un contour elliptique qui les distingue des œufs de l'oxyure ; ils se distinguent de ceux du tricocéphale qui sont ovalaires, de ceux de l'ascaride lombricoïde qui présentent de petites saillies ; ils mesurent, d'après

____

(1) *L'ankylostomiase.* Maloine, 1905.

M. le Pr R Blanchard, 55 à 65 μ sur 32 à 43 μ.
Leur examen est d'autant plus délicat, que souvent plusieurs vers existeront simultanément dans l'intestin ainsi que Guiart notamment, l'indiquera.

Aussi longtemps qu'ils resteront dans l'intestin de l'homme, ces œufs garderont leur aspect réfringent et leur coque. Mais dès qu'ils sont expulsés dans les excréments, ils se développeront pour peu qu'ils trouvent un milieu aéré, humide et mou.

Ces trois conditions sont essentielles. « C'est seulement dira Tenholt, lorsqu'ils rencontrent un terrain humide, fangeux, par une température de 25 à 30°, et à l'abri de la lumière du jour, que le développement se produit. »

« Et voici tout de suite, dira Duclaux (1), l'explication de ce que nous avons appris au sujet de l'extension de la maladie. Cette température, nécessaire à la formation dans l'œuf de la larve chargée de maintenir l'espèce, les œufs expulsés la rencontrent facilement dans les pays tropicaux où l'ankylostome est si répandu. A mesure qu'on remonte vers le nord cette température n'est habituelle que dans les galeries de mine. De là une localisation chez les mineurs, et de préférence, dans les mines, chez les ouvriers

____

(1) *L'hygiène sociale*. Alcan. Paris, 1902.

du fond, surtout ceux qui travaillent dans des galeries étroites ».

Récemment (1), Lambinet s'est demandé si la
larve ne pouvait se former à une température
inférieure. Des recherches qu'il fit à Liège, ont
démontré que les œufs évoluent en larves au-
dessous de 15° centigrades. Toutefois, plus la
température est basse, moins il y a d'œufs qui se
transforment en larves. Pour cet auteur, la température la plus favorable à l'évolution des œufs
est comprise entre 20 et 30°. A la température de
38° il a pu obtenir l'éclosion des œufs ; la température de 10-11° , lui paraît être la limite inférieure à laquelle les larves ne se forment plus
dans les œufs. L'humidité n'est pas moins nécessaire, et nous verrons que le drainage du sol
des mines a puissamment aidé à la disparition de
l'uncinaire.

En juin 1898, une épidémie éclata près de
Catane, en Sicile, dans une fosse de la soufrière
de Monglia.

On constata que l'eau filtrait des parois de la
mine et formait dans les galeries d'immenses
flaques ; on leur attribua l'origine de la maladie (2).

____

(1) *Bull. de l'Acad. de Méd. de Belgique.* 25 juillet 1903.

Breton indique également que la température idéale sera celle qui oscille entre 20° et 30°. Le désséchement lui paraît fatal au parasite, sous cette réserve que la reviviscence pourra se produire si le manque d'eau ne se prolonge pas suffisamment.

Le 12 juillet 1898, un règlement de la Direction générale des Mines de Dortmund prescrivit l'arrosage des mines pour éviter le danger d'explosion des poussières charbonneuses. Il fut appliqué dès l'année 1900, et Watteyne remarque que cette maladie a pris pendant cette année une extension rapide dans les charbonnages westphaliens. On a dû renoncer momentanément à cette pratique.

C'est l'objection que fit ces dernières semaines, à l'Académie des Sciences, M. Berthelot, à la pratique de l'arrosage. Peut-être n'est-elle pas sans issue. M. Manouvriez pensera qu'on pouvait avoir recours à ce moyen, en additionnant l'eau à projeter de chlorure de sodium.

Placés dans des conditions favorables, les œufs se développent; quelques embryons apparaissent, les premiers au bout de douze à quinze heures ; puis l'éclosion continue en général jusqu'au 4ᵉ jour.

L'embryon passe alors à l'état larvaire, vit pendant des mois, enseigne M. le Pr Blanchard, sans grandir et sans prendre de nourriture, et meurt s'il n'est amené dans le tube digestif de l'homme.

Introduit dans le tube digestif de l'homme, la larve ne continuera son évolution que lorsqu'elle aura atteint le duodénum. Pour M. le Pr R. Blanchard (1), la capsule buccale commence à s'esquisser au bout de neuf à dix jours, puis, dans une deuxième et troisième mue, les caractères définitifs de l'uncinaire s'affirment.

Tenholt estime que le parasite ne se fixe guère dans le duodénum. Pour cet auteur, il se fixe dans les parties inférieures de l'intestin grêle et il estime que « c'est à tort que ce ver porte l'appellation de *duodénal* qui appartient aux vers ronds de la famille des *strongylidœ*.

Lorsque la larve est arrivée dans l'intestin, sous l'influence des sucs alcalins de l'intestin, l'enveloppe se détache et le sujet apparaît.

Frappé de cette circonstance, Goldmann (2) avait pensé qu'on pouvait peut-être détruire les larves enkystées dans l'estomac avant leur passage dans l'intestin. Pour cet auteur, les larves perdent leur capsule de chitine par dissolution dans le suc gastrique normal, aussi proposait-il de renfor-

---

(1) *Traité de pathologie générale de Bouchard*, t. II.
(2) *Die ankylostomiasis*. Wien, 1901.

cer cette action en associant à l'eau de boisson
de l'acide citrique à raison de 1 kg. pour 10 hec-
tolitres d'eau.

Lambinet (1) reprit ces expériences en 1902 ;
elles échouèrent. Cet auteur estime que l'association de l'acide citrique à l'eau de boisson, dans la
proportion indiquée, ne peut empêcher le germe
de la maladie déjà introduite dans l'estomac d'arriver à son plein développement.

Au début, on attribue l'anémie des mineurs aux
hémorragies que l'uncinaire provoque. Pour Mégnin (2), à la suite des morsures du parasite, morsures accompagnées d'ailleurs d'une salive irritante
comme celle des acariens et des cousins, une inflammation de la muqueuse et des villosités sur-
vient et devient chronique. Les fonctions d'absorption de l'intestin sont perverties, puis annihilées ;
de là l'anémie.

Le processus est le même, qu'il s'agisse de
l'anémie des mineurs ou de l'anémie de la chlorose d'Egypte.

Cette conception était nouvelle. Griesinger,
rapporte Davaine, expliquait ainsi l'action du

____

(1) *Bull. Académie de Méd. de Belgique*, 22 fév. 1902.

(2) *Le rôle des ankylostomes et des tricocéphales dans le
développement des anémies pernicieuses.* (Société de Biologie,
1882, p. 173).

parasite : l'uncinaire s'attache avec force en pé-
nétrant dans la muqueus , et même dans le tissu
sous-jacent. L'endroit où il s'est fixé est indiqué
par une ecchymose de la grosseur d'une lentille,
au centre de laquelle apparaît une tache blanche
de la grosseur d'une tête d'épingle. La muqueuse est percée en ce point par un trou d'ai-
guille ; le sang s'écoule ainsi, se répand librement dans l'intestin parfois en grande quantité
« souvent la membrane muqueuse offre un nombre plus ou moins considérable d'élevures
aplaties, livides, et d'un rouge brunâtre ;ces élevures sont produites par l'accumulation du sang
qui s'épanche entre les membranes muqueuse et
musculaire. Alors le ver ayant pénétré dans
l'épaisseur de la paroi intestinale est logé dans
la cavité où s'est épanché le sang dont il est
tout gorgé ».

A cette interprétation il a été objecté que
les vers, pour déterminer de si puissantes hémorragies devraient être extrêmement nombreux.
Or, c'est précisément le cas ; d'après Manouvriez, on a parfois constaté dans l'intestin grêle
la présence de 1500 à 3000 parasites.

Arslan pense à une auto-intoxication (2); c'est

____

(1) Davaine : *Traité des Entozoaires.*
(2) *Revue des Maladies de l'enfance,* 1892.

ainsi qu'ayant préparé la toxine des urines de deux malades, il l'inocula à dose progressivement croissante à des lapins ; dès les premières injections, ces animaux présentèrent tous les syptômes caractéristiques de l'anémie des mineurs (diminution de l'hémoglobine, des hématies...)

L. Jammes et H. Mandoul (1) rappellent que différents auteurs ont attribué une partie des troubles que provoquent les vers intestinaux à l'action de substances toxiques sécrétées par ces vers. Pour eux, il leur semble plus rationnel de rattacher ces troubles à des actions essentiellement mécaniques. Les irritations causées sur la muqueuse intestinale par les vers peuvent être le point de départ de désordres nombreux. « Les vers intestinaux, concluent-ils, doivent, en somme, être considérés non comme la cause efficiente des troubles qui coïncident parfois avec leur présence, mais comme des agents provocateurs, à rôle indirect, pouvant devenir, dans certaines conditions, la cause occasionnelle de manifestations morbides. »

Il convient de rapprocher cette action de celle qu'exercent les autres parasites de l'intestin chez l'homme. Déjà en 1901, à la Société de biologie,

____

(1) *Sur l'action toxique des vers intestinaux*, Académie des Sciences, 1904.

Guiart avait examiné l'importance que pouvait prendre, de ce chef, le trichocéphale dans l'étiologie de la fièvre typhoïde. Certes, il se défendait par avance de prétendre que ce parasite en pût être la cause, mais il indiquait que notre intestin héberge une flore microbienne des plus riches, et où se rencontrent de nombreuses bactéries pathogènes; mais heureusement, à l'état normal, l'épithélium intestinal leur offre une barrière infranchissable. « Il en est, disait-il, en réalité, comme de notre tégument externe, toujours souillé par les bactéries, mais qui ne se laisse pénétrer par elles qu'à la faveur d'une coupure ou d'une plaie. De même, dans l'intestin, les bactéries pathogènes restent sans action tant que la muqueuse ne se trouve pas éraillée par un corps étranger ou par une particule solide ingérée avec les aliments, ou n'est pas entamée par un helminthe quelconque vivant dans sa cavité. En effet, cet helminthe, en se fixant sur la muqueuse pour ne pas se trouver entraîné par le cours des matières fécales, la déchire, et dès lors les conditions changent : les bactéries inoculées par le parasite se développent sous la muqueuse et produiront, suivant le cas, une entérite, une appendicite, un simple abcès, voire une péritonite. Comme dans nos pays le bacille typhique est l'un des plus abondants, il en résulte que les parasites intestinaux ouvrent surtout la porte à la fièvre typhoïde ; mais dans d'autres pays, ils produisent l'inoculation de la dysenterie ou du choléra. »

Trois ans après, dans une étude publiée par le *Bulletin des sciences pharmacologiques* (1), il rappelait que les parasites de l'intestin peuvent agir de trois façons différentes :

1° — En irritant les terminaisons nerveuses et provoquant, par voie réflexe, les troubles variés de l'helminthiase. C'est là le rôle qu'on veut bien le plus souvent leur reconnaître, bien qu'il s'agisse en réalité d'une pure hypothèse.

2° — En sécrétant des toxines qui, dans certains cas, agissent sur le sang en amenant la destruction de l'hémoglobine et des globules rouges, tandis que dans d'autres cas elles agissent sur les centres nerveux. Les parasites de l'intestin peuvent par là jouer un rôle considérable dans l'éclosion des anémies et des troubles nerveux de l'helminthiase.

3° — En produisant des ulcérations de la muqueuse intestinale, ce qui facilite l'absorption des toxines et permet l'inoculation dans la

____

(1) Novembre 1901.

muqueuse des bactéries pathogènes existant dans le contenu intestinal. Ils pourraient être ainsi les agents d'inoculation de nombreuses affections de l'intestin et du foie, ainsi que des infections d'origine intestinale.

En tenant compte de la part de vérité que peuvent présenter ces diverses interprétations, et à la faveur des notions actuelles sur l'étiologie et la pathogénie des maladies contagieuses et parasitaires, on peut admettre l'action parallèle de ces différentes influences. La présence d'hémorragies est flagrante, mais en même temps que l'uncinaire perfore la muqueuse, on peut admettre qu'il produit des toxines qui affaibliront le malade. Ces actions se combineront sans qu'on puisse préciser l'importance de chacune d'elles.

Lambinet (1) « ne croit pas cependant qu'il y ait une intervention de la toxine hypothétique sécrétée par les glandes céphaliques dans le cas d'ankylostomasie suraiguë : ces glandes d'ailleurs, chez les petits vers encore libres dans le mucus, ne sont pas arrivées à développement complet : il semble bien que l'hémorragie et l'inflammation intense de la muqueuse, soient les causes de la mort ». M. le Pr Blanchard s'est

____

(1) *L'ankylostomiase*, par le Dr Briançon. Maloine, 1905.
Bulletin de l'Académie de Médecine, 3 mai 1904.

posé cette question (1) et après avoir rappelé les travaux de Leichtenstern qui pense que la marche progressive de l'anémie est finalement due à une action toxique, de Zim et Jacoby qui estiment que l'anémie est uniquement due à l'absorption de toxines, il conclut « tout bien considéré, nous ne pouvons admettre que les nématodes soient, dans les conditions normales, capables de provoquer des intoxications appréciables. Une substance toxique ne peut agir sur l'organisme qu'autant qu'elle est en dissolution ou en dilution dans le sang : l'absorption d'une telle substance reste évidemment incomplète quand celle-ci est produite par des vers intestinaux ».

Mais jusqu'ici, nous avons supposé que l'infection se fait par la voie digestive. Tel fut en effet le premier état de la question. En 1901, Loos publia que l'infection pouvait se produire également par la peau. Liechtenstern, Grassi, Pieri le contestèrent. Et cependant, constate Briançon (2), les travailleurs des rizières qui marchent pieds nus, présentent souvent des éruptions bulbeuses de la plante des pieds qui pourraient bien être dues au contact du liquide larvifère.

Des expériences furent entreprises. Sandwith

(1) *Archives de parasitologie*, t. X, n° 1, p. 84, 1905.
(2) *L'ankylostomiase*, par Briançon. Maloine, 1905.

répandit quelques gouttes de liquide renfermant des larves sur une jambe qu'on allait amputer, il en retrouve dans la gaîne des poils et le tissu cellulaire sous-cutané. Manouvriez (1) pense que l'on pourrait expliquer par les travaux de Loos, les éruptions cutanées spéciales, notamment l'urticaire tubéreuse, « gourme » des houilleurs d'Anzin, avec bronchite catarrhale consécutive « catarrhe des gourmes », précédant presque toujours l'anémie confirmée.

Pour Bentley (2), les larves sont capables de pénétrer dans les glandes de la peau où elles déterminent une affection vésico-pustuleuse, très prurigineuse au début, capable de se compliquer de gangrène.

A la suite de la communication de Loos à la conférence de Cologne, Lambinet (3) expérimente sur le chien, plus sensible que les autres animaux à l'uncinariose ; les chiens de meute vivant en groupe en sont plus particulièrement atteints. Trois expériences furent concluantes : les animaux, indemnes avant l'inoculation de larves sous la peau, furent trouvés, à l'autopsie, atteints

____

(1) *Bulletin de l'Académie de Médecine de Belgique*, 28 janvier 1905.

(2) Bentley. *Britisch med. journ.* 25 janvier 1902.

(3) *Bulletin de l'Académie de Médecine de Belgique*, 28 janvier 1905.

d'uncinariose ; deux animaux même en moururent.

Hermann, directeur de l'Institut provincial de bactériologie du Hainaut, alla plus loin, et voici dans quels termes il rapporte les expériences de pénétration auxquelles il se livra sur lui-même (1).

« Le 20 janvier dernier, une goutte de culture contenant de nombreuses larves enkystées fut déposée sur la peau du deuxième espace interdigital de la main gauche. La peau n'avait subi aucune préparation et l'épiderme était absolument intact. Les deux doigts furent tenus rapprochés pendant quelques minutes, puis, le liquide étant évaporé, les mains furent lavées au savon et l'expérience considérée comme terminée.

Comme il ne s'était manifesté aucun phénomène d'irritation locale, nous en avions conclu, trop hâtivement d'ailleurs, que l'expérience avait échoué ; mais, environ cinq heures après, une vive démangeaison se fit sentir à l'endroit infecté, puis de la rougeur y apparut ainsi que deux petites papules rouges.

Ces phénomènes d'irritation durèrent quatre heures à peu près, puis se dissipèrent progressivement.

Nous avions la conviction que les larves déposées sur l'épiderme y avaient pénétré ; mais, étant donné

---

(1) Note pour le 75ᵉ anniversaire de l'Indépendance nationale. Duplane-Friart : Frameries, 1905.

l endroit, nous ne pouvions pas exciser la peau sans
nous exposer à la formation d'une cicatrice vicieu-
se ; c'est pourquoi, à quelques jours d'intervalle (le
24 janvier), nous renouvelâmes l'expérience sur
l'avant-bras gauche au tiers supérieur.

La peau fut rasée avec beaucoup de précaution
sur une étendue de 4 centimètres carrés environ.
Après nous être assuré que l'épiderme était tout à
fait intact, une goutte de culture de larves enkystées
fut déposée à l'endroit choisi.

Cette goutte contenait certainement de trois à
quatre cents larves d'ankylostome ; la culture n'é-
tait cependant pas absolument pure, de rares larves d'anguillule intestinale y étant présentes.

Au lieu d'étendre le liquide au moyen d'un instru-
ment quelconque, nous recouvrîmes simplement la
goutte d'un couvre-objet ordinaire. De cette façon,
le liquide était étalé uniformément sur la face cutanée et l'on pouvait suivre à la loupe l'apparition de
phénomènes locaux.

L'attente ne fut pas longue.

Après cinq ou six minutes, une vive démangeaison se produisit à l'endroit de l'expérience et une
rougeur très nette y apparut.

Pendant le temps de l'expérience, la démangeaison s'accentua et s'accompagna d'une sensation de
brûlure comparable à celle d'un vésicatoire ou mieux
d'un sinapisme.

L'épiderme devint papuleux en différents endroits
et, à la loupe, nous pûmes nettement distinguer que
ces papules correspondaient à l'orifice des follicules
pileux.

Après une demi-heure, le couvre-objet fut enlevé et la peau lavée au chloroforme pour éliminer le restant des larves.

Le liquide qui restait à la face inférieure du couvre objet fut immédiatement examiné au microscope. La préparation montrait de rares larves d'ankylostomes encore mobiles ; mais, à côté de ces larves, on trouvait de nombreuses enveloppes vides.

La peau, derme y compris, fut excisée à l'endroit infecté et fixée sur un bouchon avant d'être mise dans l'alcool.

La pièce fut ensuite traitée comme d'ordinaire pour l'obtention des coupes (passage au xylol, enrobage dans la paraffine, coupes au microscope, coloration par la thionine phéniquée, déshydratation par l'alcool, éclaircissement par l'essence de cajeput et montage dans le baume).

Nous sommes arrivés ainsi à obtenir des coupes montrant non seulement la pénétration des larves dans les follicules pleins, mais aussi la désorganisation et l'effraction de la paroi de ces follicules.

. . . .

Nous avons retrouvé les œufs du parasite, dans nos selles, 74 jours après l'incubation.

Il ne peut donc plus y avoir, aujourd'hui le moindre doute sur la possibilité de l'infection ankylostomatique de l'homme par la voie cutanée ».

Guiart rappelle que Schaudinn a fourni une nouvelle preuve en contaminant deux singes ; il avait déposé simplement sur leur peau intacte, du liquide larvifère.

Il décrit ainsi le trajet que les larves suivent alors : « elles pénètrent dans les veines sous-cutanées et sont emportées par le torrent circulatoire dans le cœur droit et les capillaires pulmonaires. Trop grosses pour les franchir, elles passent alors dans les alvéoles et remontent par les bronches, la trachée et le larynx, pour redescendre ensuite par l'œsophage et l'estomac jusque dans l'intestin » (1).

La question paraît jugée et l'on hésite dès lors à accueillir la théorie qui distingue l'ancienne anémie des mineurs de la nouvelle, alors que dans les procès-verbaux des travaux de la Commission de la Société de la Faculté de médecine de Paris, on note jusqu'aux dermites dont Loos allait démontrer l'importance.

______

(1) *Ankylostomose*. Nouveau traité de médecine et de thérapeutique. Brouardel et Gilbert. Baillière, 1906.

CHAPITRE III

MESURES PROPHYLACTIQUES

Accord unanime sur le principe, Difficultés d'appréciation : M le Pʳ R. BLANCHARD, à la Société de Biologie, 1885. TOTH.

Action du sel : LAMBINET, MANOUVRIEZ.

Désinfection des mines par les produits chimiques :
PERRONCITO, LAMBINET.

Ventilation : Drainage : BRETON, E. HAVEU, RUDOLF,
WATTEYNE.

Alimentation des mineurs en eau potable : VAN ERMEN-
GEN, BRETON, BARBIER.

Bains par aspersion : DUCLAUX, BRETON, BRIANÇON,
WATTEYNE, TENHOLT.

Tinettes mobiles au fond de la mine ; water-closets à
la surface : BRETON, FUSTER, DUCLAUX, BARBIER, CAL-
METTE. Législations étrangères.

Interdiction de l'accès des mines aux sujets contaminés : DUCLAUX, BRETON, VAN ERMENGEN, BARBIER.

Les dispensaires contre l'uncinariose : MALVOZ, LAMBI-
NET, à Liège ; Sacrifices pécuniaires : HERMANN, à
Mons.

L'Education du mineur : le Catéchisme du mineur contre
l'uncinariose.

Les mesures prophylactiques destinées à triompher de l'uncinariose sont d'ordres différents.

Les unes s'attacheront à assurer la salubrité de la mine, à rechercher une à une toutes les causes de nuisances particulières au milieu, et à tenter de les faire disparaître.

Les autres s'adresseront à l'individu ; elles lui indiqueront les précautions convenables, le soumettront, s'il est nécessaire, à des examens multiples, et veilleront à concilier son intérêt personnel s'il est atteint, avec les légitimes exigences des autres ouvriers encore indemnes.

C'est la distinction classique du « milieu » et du « régime » que professait il y a déjà de nombreuses années M. Emile Trélat.

Mais si tous les hygiénistes qui se sont spécialisés dans l'étude de cette question sont d'accord sur le principe, les divergences se produisent dès qu'il s'agit de préciser les moyens à mettre en œuvre. Nous trouverons même des différences radicales sur des points qui sembleraient acquis cependant, telle l'alimentation de l'ouvrier du fond en eau potable, ou l'utilisation des tinettes mobiles destinées à éviter que l'ouvrier déféquant dans la mine même, ne la réinfecte périodiquement.

Et cependant, si grandes que soient les difficultés, il importe de les vaincre et cela d'autant plus que les résultats sont immédiats.

S'agit-il de lutter contre des maladies transmissibles très répandues cependant, telles que la fièvre typhoïde, la tuberculose, la variole même, bien des déceptions naissent.

Il a fallu la loi du 15 février 1902 sur la protection de la santé publique pour ordonner obligatoirement la vaccination et la désinfection, et à l'heure où nous écrivons il n'est pas encore possible d'apprécier les résultats de ces dispositions.

S'agit-il de la fièvre typhoïde, les auteurs ont discuté à perdre haleine sur la contagion directe, ou son étiologie exclusivement hydrique. L'accord n'est pas fait, et hier on découvrait à St-Brieuc, des immeubles où la fièvre typhoïde existe à l'état endémique, alors que tous sont alimentés par la même canalisation (1).

S'agit-il de la tuberculose qui fait partout des ravages et qui encombre nos hôpitaux, l'histoire serait longue de tous les moyens préconisés pour en triompher. Ils témoignent d'un magnifique effort dans la lutte contre la maladie et contre la mort. Qu'ont-ils donné ? Bien peu, si l'on ne retient les travaux de M. Juillerat (2) sur le rôle de l'habitation dans la propagation de cette mala-

----

(1) *Progrès médical*, 1906.
(2) *Le Casier Sanitaire des Maisons*. Rousset, 1906.

die, qui peut-être vont orienter la lutte dans une voie nouvelle et favorable !

Puissent les recherches de Behring aboutir promptement et mettre au ciel de la souffrance un lumineux rayon !

Ici, au contraire, dès que la découverte du parasite fit connaître la nature du mal qui dévastait les mines, on eut tôt fait d'en étudier le mode de développement et ses conditions nécessaires ; la lutte s'engagea avec des indications positives, et, nous le disions tout à l'heure, les résultats furent prompts.

Bien avant déjà, l'attention des chercheurs avait été éveillée sur des phénomènes d'immunisation en quelque sorte fortuits ; ils en tirèrent des indications intéressantes.

Dès 1885, M. le Pr R. Blanchard indiquait à la Société de Biologie, dans sa séance du 28 novembre, les conclusions d'une enquête à laquelle il s'était livré en Hongrie et en Galicie, notamment dans les mines de sel gemme de Wieliczka, près Cracovie, dans les mines d'or de Kremnitz et de Schemnitz.

A Kremnitz, l'uncinariose ne s'était jamais manifestée, alors qu'à trente kilomètres à peine, à vol d'oiseau, la mine de Schemnitz avait été infestée. Le savant professeur attribuait cette innocuité à l'acidité des eaux qui filtrent à travers la roche constituée par de la marcassite ; celle-ci subissait des transformations qui produisaient du sulfate basique de fer et de l'acide sulfurique libre.

Au contraire, Schemnitz avait été infectée quelques années auparavant : 50 % des mineurs avaient été touchés ; c'est que la roche n'offrait que peu de marcassite, et que, de plus, la température moyenne, variant entre 25 et 28°, était très favorable.

A cette époque, les flaques d'eau stagnante qui encombraient le fond de la mine avaient été desséchées ; des cabinets d'aisances à usage obligatoire avaient été construits : l'anémie disparut.

E. Toth rapporte que les mines de Schmieczbanya (Hongrie) étaient infestées vers 1740 ; 85 à 92 % des mineurs furent atteints. En 1882, à la suite de mesures appropriées, la maladie disparut.

Manouvriez fut frappé de l'action que le sel peut avoir dans l'immunisation des mines.

Cette immunité est acquise, d'après cet auteur, non seulement aux salines et aux mines métallifères voisines de la mer, mais aussi à certaines mines de houille situées à l'intérieur des terres, et dont les eaux de filtration proviennent de vastes poches souterraines, vestiges de lacs salés ou mers mortes, reliquats des anciennes mers ou lagunes.

Déjà, en 1878, il avait indiqué que ces eaux de mines contribuent par leur salure à la pollution des cours d'eau où elles se déversent en grande abondance (1). Pour cet auteur, il n'est même pas nécessaire que la salure de l'eau atteigne 2 % pour que les larves de l'uncinaire soient détruites. Il en conclut un mode de préservation efficace des mines « non par désinfection proprement dite, exterminant d'emblée les œufs et les larves mûres, ce qui paraît difficilement réalisable en pratique, mais, par stérilisation des eaux du fond, en tuant les toutes jeunes larves nouvellement écloses ».

Tel n'est pas l'avis du Dr Lambinet qui accorde que le sel a une action nuisible sur les larves d'uncinaires, mais il lui paraît que les concentrations indiquées par Manouvriez sont insuffisantes. Sans doute il se peut que dans les mines envahies par des eaux naturellement salées, l'action continue et permanente d'une quantité modérée de sel, arrête l'évolution des larves, mais s'il s'agissait de rendre réfractaire telle ou

---

(1) Congrès international d'hygiène de Paris, 1878.

telle mine, il faudrait de telles doses et si fré-
quemment renouvelées, que cette mesure ne
pourrait être employée.

Manouvriez, il est vrai, n'accepte pas cette
réfutation : ces « espaces immenses » ne l'épou-
vantent pas. Quelles parties de la mine convient-
il de désinfecter ? Celles-là seules qui sont humides : partout où le sol est à l'abri de l'humidité
les œufs périront. Il ne reste donc plus que les
régions humides, mais ici il faut distinguer les
eaux courantes qui ne seront d'aucun secours à
l'uncinaire, et les eaux stagnantes qui lui seront
propices. Si l'on retient que le degré de salure à
obtenir est très faible, 2 % suffisent, l'objection
paraît réfutée et le procédé avantageux.

Indépendamment de ce moyen, ne peut-on, par
quelque autre mesure, stériliser le sol des mines ?

Déjà, dans sa note à l'Académie des Sciences,
Perroncito avait indiqué que les solutions con-
centrées de chlorure de sodium, à 8, 10, 14, 16
pour 100, tuaient les larves en un temps inversement proportionnel à leur degré de concentra-
tion.

Le Dr Lambinet reprit en 1901, l'étude de
l'action des différents antiseptiques sur les œufs
ou larves d'uncinaire.

La solution de sublimé à 2 p. 1000, la liqueur

de Fernbach à 1 p. 100, l'acide phosphorique à
4 p. 100, la solution saturée de carbonate de
soude, l'eau de chaux, n'agissent pas d'une
façon suffisante.

Au contraire, sont doués d'efficacité, la solution
de phénosalyl à 3 p. 100, l'acide sulfurique à
5 p. 100, la solution de lysol à 3 p. 100 (tue les
larves mais non les œufs), l'ammoniaque liquide,
le chloroforme.

En somme, ces procédés ne sont pas utilisables,
car les agents de désinfection efficaces coûtent
trop cher, et ne sont pas facilement applicables
aux immenses surfaces souillées par les déjections des mines, et, en attendant que le procédé
imaginé par Manouvriez ait fait ses preuves, il
convient de recourir aux mesures générales
d'assainissement.

Parmi elles, Breton (1) insiste sur la nécessité
d'assurer la ventilation de la mine par des ventilateurs et par des cheminées de telle sorte que
chaque homme reçoive 80 à 100 litres d'air pur
par seconde.

E. Haveu écrit : « Jadis, au couchant de Mons,
il était aisé de distinguer à leur aspect, les
ouvriers appartenant aux exploitations dans les-

____

(1) Congrès de Bruxelles, 1903.

quelles la présence du grisou nécessitait une ventilation relativement active, des ouvriers appartenant aux charbonnages du Flénu, où l'absence totale du gaz inflammable n'engageait que trop à négliger la ventilation. Aussi nombre de ces derniers étaient-ils frappés d'anémie lorsqu'ils ne dépérissaient pas d'un véritable empoisonnement dû à la stagnation du sulfide hydrique auquel donnait naissance la décomposition des pyrites. Certains puits étaient particulièrement réputés malsains. »

Manouvriez préfère l'aération par ventilateurs et non par des foyers ; il triomphe par ce moyen de l'uncinaire dans les mines d'Anzin en 1876.

Le désséchement des galeries n'est pas moins nécessaire et nous verrons que par ce seul fait, les conditions de salubrité des mines ont été bien des fois heureusement modifiées : or, on peut y arriver par deux procédés : en creusant des rigoles qui le drainent, ou à l'aide de la ventilation qui a de plus l'avantage d'abaisser sensiblement la température, de la ramener à 10 ou 15°, de la rendre dès lors peu favorable au développement de l'uncinaire.

Malheureusement comme le remarque Watteyne, si on peut disposer les galeries de telle sorte qu'elles offrent des pentes régulières vers les puits, elles ne se maintiennent pas de la sorte, et les mouvements qui résultent des travaux de la mine, sont tels, qu'il est parfois presque impossible d'éviter des pentes en sens inverse qui favorisent l'accumulation des eaux et la formation des boues.

L'abaissement de la température n'est difficile que dans les mines profondes, et dans lesquelles la température de la roche est élevée.

Ajoutons à ces mesures, le nettoyage du fond de la mine, l'enlèvement des boues, le badigeonnage des boiseries au lait de chaux, bien que cette dernière pratique soit discutée ; les uns la déclareront inutile, Rudolf démontrera inversement que là où les bois sont humides on trouve parfois de vrais nids d'uncinaires, en même temps que l'écorce imprégnée se transforme à la longue en une « matière muqueuse » noircie par la poussière de charbon dans laquelle les larves se développent et se conservent longtemps(1).

Van Ermengen demande de son côté que l'ouvrier trouve au fond de la mine de l'eau de bonne qualité pour la boisson et la toilette des mains avant le repas et que, pour éviter toute souillure, les récipients à eau soient munis de

____

(1) Circulaire n° 1690 du Comité central des houillères de France.

robinets. Le même auteur réclamait un nettoyage rigoureusement surveillé du fond de la mine; l'enlèvement des boues, après arrosage avec de l'eau de chaux et du chlorure de chaux.

Breton s'élève contre la nécessité d'assurer au mineur du fond une eau potable. Il la croit inutile. — « Tous les ouvriers descendent avec un bidon plein, et la pénurie d'eau de filtration ne pourra qu'éviter une contamination toujours possible ».

Barbier partagerait l'opinion de Van Ermengen; il observe que l'ouvrier emporte avec lui, il est vrai, un bidon de café, mais dans les mines à température élevée, sa provision est vite épuisée ; il faut donc mettre de l'eau potable à sa disposition; le meilleur système lui paraît être celui des tonneaux fermés et à robinets.

Calmette et Breton (1) reprendront cette prescription : ils déclareront que la recommandation d'assurer à tout mineur de l'eau de bonne qualité est sans valeur : l'ouvrier ne boit jamais l'eau des kernels ou des mares, ni celle de suintement : quand il s'arrête de son travail pour manger son briquet, il ne prend pas le temps de se laver les mains ».

____

(1) *L'ankylostomiase*. Masson, 1905.

Van Ermengen recommande également de disposer des douches au voisinage de la mine, afin
que les ouvriers après leur travail, puissent prendre un bain par aspersion.

Duclaux (1) trouvera cette pratique très heu-
reuse et indiquera, d'après Richard, que les bains
publics par aspersion établis par les compagnies
à Franckfort-sur-le-Mein, réalisent un bénéfice de
12 °/₀ du capital engagé : le bain coûte 12 centi-
mes environ, serviette et savon compris, chaque
occupant dispose de 40 litres d'eau à 30° dont il
peut user à son gré : l'eau froide est distribuée à
discrétion.

Pour nous, nous faisons des réserves au sujet
de cette rémunération. Cette pratique du bain
par aspersion est excellente pour débarrasser l'ouvrier des contages recueillis au fond de la mine :
elle contribue au maintien de sa santé, et s'il en
est le premier récompensé, s'il évite de porter
chez lui des germes nuisibles et de contaminer
sa propre famille, il faut bien reconnaitre que
l'exploitation minière y trouve son profit. Or, il
est inutile de redire les bénéfices considérables
réalisés chez nous par les entreprises houillères,
et nous estimons que l'installation et le fonction-

____

(1) *L'Hygiène sociale*. Alcan, 1902.

nement des bains-douches, doivent être exclusivement à leur charge, surtout depuis que la
découverte de Loos a fait connaître la fréquence
de la contamination par les téguments.

Ces établissements se sont généralisés un peu
partout et constituent une innovation capitale,
surtout depuis que la découverte de Loos a fait
connaître la fréquence de la contamination par
les téguments. Breton voudrait voir annexer à
chacun d'eux une buanderie où les vêtements
abandonnés subiraient un nettoyage complet et
antiseptique.

Nous ne pouvons qu'y souscrire, ne serait-ce
que par mesure de propreté, car François ne
croit pas que les vêtements des mineurs soient
des intermédiaires actifs de contamination.

Calmette et Breton rapportent que le règlement
du 9 mars 1900 a rendu obligatoire en Allemagne
l'installation de bains-douches.

Ce texte dispose notamment :

« A chaque siège d'exploitation où s'effectuent
la descente et la remonte du personnel, il doit se
trouver une salle dont les dimensions dépendent
de l'importance du personnel, et dans laquelle
les ouvriers peuvent changer de vêtements et se
tenir. Cette salle doit être entretenue propre et
bien aérée, et être chauffée quand la saison
l'exige.

Il doit en outre se trouver à chacun desdits sièges, une installation de bains-douches toujours maintenue en bon état de propreté. Cette installation doit être subdivisée de telle sorte que les jeunes gens de moins de 18 ans soient séparés des autres ».

Les principales installations de ce genre furent, d'après le Dr Briançon (1) à Erin, à Ministerstein où le vestiaire mesure 40 m. sur 20 de large, et où le lavoir possède 60 appareils à douches, soit 9 douches pour 100 ouvriers, à Preussen où l'on compte 40 appareils 8 à eau chaude, et Rheinelbe, 60 douches.

Watteyne indique que les installations allemandes comportent deux salles communiquant largement entre elles. Le vestiaire, où les vêtements des ouvriers sont suspendus à une assez grande hauteur du sol, chaque ouvrier disposant d'une corde qu'il peut remonter ou abaisser. La salle est munie d'évents ; à la partie supérieure, l'air entre largement. La salle des douches est disposée en plusieurs compartiments séparés par des cloisons en fer ondulé ; ces compartiments sont ouverts sauf lorsqu'il s'agit de jeunes gens de moins de dix-huit ans, parfois ils sont supprimés

---

(1) *L'ankylostomiase*, Maloine, 1905.

et les douches sont administrées toutes ensemble dans le même local. C'est ce dernier système que nous avons vu employer en France par le service de santé militaire.

Ce système de douches, sans qu'il soit nécessaire d'ailleurs de les faire aussi luxueuses, s'est heureusement substitué aux anciennes piscines qui furent même un danger. Tenholt raconte qu'un vieil ouvrier qui n'avait jamais travaillé dans une mine fut trouvé porteur du ver. Il l'avait contracté dans le vieux lavatory de la mine.

« Dans ces anciens bains-piscines de corporations, supprimés complètement depuis plusieurs années, dit-il, se baignaient 50 mineurs et plus ; ils y abandonnaient les œufs du ver demeurés attachés à leur anus sali ; la haute température qui régnait constamment dans ces pièces favorisait le développement des œufs du ver. Lors du nettoyage de la piscine, l'eau sale du bain était écoulée ; mais bien des œufs restaient attachés dans les coins. Dans bien des cas, ces piscines étaient pourvues d'une palissade médiane qui séparait les jeunes ouvriers des adultes ; j'ai trouvé des larves dans les rainures d'une palissade de ce genre ».

Mais la prophylaxie de l'uncinariose sera dominée par la nécessité de débarrasser la mine des œufs du parasite, et d'éviter sa réinfection.

Ce que nous savons déjà des mœurs de ce nématode nous laisse deviner que tout l'effort tendra ici à empêcher que l'ouvrier ne souille la mine de ses déjections.

Il va de soi que par une ventilation appropriée, par un système de drainage convenablement installé, on pourra mettre obstacle au développement de l'uncinaire dès les premières phases de sa vie. Mais ces mesures seront insuffisantes et toujours trop lentes si les galeries sont perpétuellement contaminées, et si on laisse pénétrer dans les mêmes puits, des hommes sains et d'autres malades.

Malheureusement, les difficultés d'exécution de cette partie du programme prophylactique seront nombreuses. Il faudra lutter contre l'ignorance, contre des habitudes invétérées, et s'il s'agit d'interdire à certains sujets l'accès de la mine nous nous heurterons à une résistance extrême, née de l'impossibilité économique où se trouvent ces malheureux de prolonger leur chômage. A ce point de vue, M. Fuster à tracé un tableau très instructif des résistances opposées par les intéressés eux-mêmes en Allemagne, aux mesures imaginées pour les protéger (1).

____

(1) *Les étapes de la lutte contre l'ankylostomiase en Allemagne.* (Annexe à l'ouvrage de Calmette et Breton. Masson, 1905.

Le danger de contamination par les selles est très réel, et nous verrons que les esprits les plus avisés ne sont pas d'accord sur les moyens à employer pour y parer.

Breton ne se montre pas partisan de la tinette du fond « d'un entretien sommaire, dont l'odeur est repoussante et dont la remonte ne veut être assurée par personne ». « Voit-on, dit-il, le mineur dont le point de taille est éloigné de la galerie, ramper très loin pour assurer ses besoins, alors qu'il lui est si facile de se délester dans la poussière de charbon, désodorisante et asséchante ?... Dans certaines concessions, on a préféré obliger le mineur à déféquer dans le wagonnet, que d'établir des tinettes ».

En 1898, lors de l'épidémie de Catane, Previtera, chargé d'une enquête, aurait voulu établir dans les galeries des tinettes mobiles : la négligence des ouvriers le contraignit à y renoncer.

François (1) a interrogé 500 mineurs sur le point de savoir quelles étaient leurs habitudes au point de vue de la défécation :

1/4 se soulagent chez eux ;

1/2 dans la berline qu'on remplit de charbon ;

---

(1) *Anémie des mineurs.* Maloine. 1906.

2/16 dans les remblais ou terres rapportées destinées à combler les veines épuisées ;

1/16 dans les galeries abandonnées ;

1/16 dans les rigoles d'écoulement.

Duclaux partage avec Hermann (1) cette opinion. Nombreuses, disent-ils, sont les mines où les « filons de houille » n'out que 40 à 60 centimètres d'épaisseur, et où le mineur doit se traîner sur le ventre ou sur le dos pour atteindre le point de taille. « Voit-on la possibilité de latrines mobiles dans de pareilles crevasses ?... Et quels seront les moyens de coercition employés pour forcer, le cas échéant, l'ouvrier à visiter ces baquets ? Il faudrait évidemment dans les tailles, un personnel spécialement attaché à ce genre d'inspection ! »

E. Haven trouve ces critiques exagérées (2).

Barbier (3), préconise ces installations, leur type devant varier selon la hauteur des endroits où elles devraient être placées. Elles seraient étanches, à fermeture hermétique, facilement transportables. [Elles seraient nombreuses pour que l'ouvrier n'ait pas à se déplacer à l'extrême.

---

(1) *La prophylaxie de l'ankylostomiase.* Liège, 1900.

(2) Congrès d'hygiène de Bruxelles.

(3) *L'ankylostomiase dans les mines de houille de Belgique* Bruxelles, 1904.

Elles seraient remontées chaque jour pour être vidées, lavées et désinfectées. Il constate la répugnance des ouvriers à assurer le service de propreté ; aussi conviendrait-il de le confier à un service spécial, à une équipe de vieux ouvriers par exemple comme l'ont vu Calmette et Breton.

Guiart recommande « des baquets de forme cylindrique, en fer galvanisé, hauts de 50 cent. sur 40 de large, munis d'un siège en bois et d'un couvercle qui, rabattu, forme une fermeture hermétique. A côté de chacun de ces baquets se trouve un vase rempli de lait de chaux. Les agents spéciaux préposés à l'entretien des latrines, les visitent plusieurs fois par jour, et dès qu'un baquet est rempli au tiers ou à moitié, ils y versent une certaine quantité de lait de chaux, ferment le couvercle avec soin, l'expédient à la surface, et le remplacent par un autre, vide » (1).

La législation autrichienne, la législation allemande, la législation belge imposent l'emploi de tinettes mobiles.

Entre les partisans et les détracteurs de la tinette mobile, le partage nous paraît pouvoir être fait. La vérité nous semble ici comme par-

---

(1) *Nouveau traité de Méd. et de thérap.* Baillière, 1906.

tout dans une théorie moyenne, qui n'imposerait pas toujours et partout la tinette mobile, mais seulement lorsqu'elle est d'une installation aisée.

M. le Dr Calmette distingue entre les mines de Carmaux, où les ouvriers travaillent en plein charbon, en des espaces larges, tous groupés en quelque sorte sur tel ou tel point de la mine, et où ils se trouvent au lieu même de leur travail.

Ici, le baquet est nécessaire, il rendra les plus grands services.

Si au contraire, il s'agit des mines du Nord où les veines sont très minces, capricieuses, tantôt s'élevant, tantôt s'abaissant, la situation n'est plus la même. Il faudra souvent que l'ouvrier fasse de longs trajets avant que d'atteindre le point où il travaillera, et il consentira d'autant moins à aller à la recherche du baquet, qu'il perdra un temps précieux qui diminuera le rendement de son travail et dès lors son salaire. On réussira mieux ainsi en l'instruisant de l'intérêt qu'il y a pour tous à ce qu'il s'abstienne de déféquer dans la mine, et qu'il s'habitue à déféquer de préférence dans les water-closets que l'administration de la mine devra installer à l'entrée des puits.

Cette mesure est excellente. Il suffira pour la rendre efficace que ces installations soient placées

sur la route du mineur se rendant à son travail,
et ne l'obligent pas à un long détour ; qu'elles
soient en nombre suffisant pour qu'il ne subisse
aucun retard et qu'elles soient suffisamment bien
disposées pour qu'il n'en éprouve aucune répugnance.

Watteyne décrit ainsi celles qui sont disposées
aux mines d'Erin qui, dit-il, peuvent être citées
comme un modèle du genre : « Dans une place de
11^m sur 6^m, largement éclairée et aérée par le dessus, se trouvent seize compartiments séparés par
des cloisons en pierre polie et munis de w.-c. à
décharge automatique à eau, en tout semblables
à ceux installés dans les meilleurs hôtels ou dans
les gares bien tenues. Comme le nombre d'ouvriers de poste le plus nombreux est de 800, cela
fait un siège pour 50 ouvriers. Ces installations
sont d'une propreté scrupuleuse et sont absolument inodores...; les cloisons séparatives sont peu
élevées, et le devant n'est pas muni de portes ».
Il critique d'ailleurs ces deux dernières dispositions, et si on reproche à cette installation d'être
un peu luxueuse, il déclare ce luxe non pas utile
mais nécessaire.

« La seule mesure prophylactique véritablement
efficace qui pourrait même à la rigueur dispenser
de toutes les autres, dira Manouvriez, c'est la dé-

couverte par un diagnostic précoce, la mise en traitement et, par suite, la guérison de tous les ouvriers ankylostomasiques à quelque degré que ce soit » (1).

Il va de soi que les matières de vidanges devront être soigneusement désinfectées, et qu'elles ne seront pas utilisées comme Breton l'a vu dans la Loire, soit par les laboureurs, soit par les maraîchers, sans désinfection préalable.

Barbier insiste de la même manière : il voudrait que les matières de vidanges fussent désinfectées et versées dans un dépotoir spécial.

Oswal Barker pense que le moyen le plus sûr et le plus pratique consisterait à incinérer les matières.

Il nous reste à examiner une dernière catégorie de mesures qui s'adressent plus particulièrement à l'ouvrier. Nous voulons parler des certificats que l'on a songé à réclamer aux ouvriers du fond, avant leur embauchage, et qui témoigneront qu'ils sont indemnes, en même temps que des cures obligatoires auxquelles ils seraient soumis s'ils étaient reconnus malades.

Là encore, les avis sont très partagés. Duclaux estime que l'interdiction du travail du fond jus-

---

(1) *De l'anémie ankylostomasique des mineurs*, par A. Manouvriez. Roussel, 1904.

qu'à parfaite guérison, à ceux qui sont atteints, est inapplicable. « Ce serait plonger des milliers d'ouvriers dans la misère, et sans être assuré d'un bon résultat. Comment savoir si un ouvrier est complètement guéri, et ne contient plus un couple d'ankylostomes qui, en pullulant à nouveau pourrait le rendre contagieux ? Et puis, une mine abandonnée par ses ouvriers malades reste encore contagieuse par les excréments qu'ils y ont déposés ».

Breton juge cette mesure inapplicable et vexatoire.

Inapplicable « parce que la présence d'un ouvrier infecté n'augmente pas les chances de diffusion de la maladie si les règles d'hygiène normale sont observées ; vexatoire, parce que l'ouvrier ne se laissera pas priver d'un salaire ou ne le verra pas diminuer sans protester, et cela sans apparence de raison ».

Bien au contraire, Van Ermengen défend l'interdiction du travail ; Barbier se range à cet avis. L'examen des déjections, dit-il, est indispensable, dans les mines indemnes ; elle est de portée moindre dans les autres.

De plus, des examens périodiques devront signaler, obligatoirement, les malades atteints.

La législation de plusieurs nations minières

est entrée dans cette voie : l'Autriche, l'Allemagne, la Belgique notamment.

Pour nous, nous pensons que l'assainissement de la mine, et si l'on peut dire, l'assainissement du personnel, doivent marcher de pair.

Sans doute, l'établissement de rigoles avec pente suffisante dans les galeries, l'installation de ventilateurs puissants, l'édification de water-closets à la surface et même de tinettes mobiles dans le fond, contribueront puissamment à l'amélioration de la situation ; mais toutes ces mesures seront nécessairement précaires si l'on ne se préoccupe de guérir le malade qui s'en va, semant autour de lui les germes de sa maladie.

Il semble donc qu'il soit légitime de réclamer à tout ouvrier nouveau un certificat médical, attestant que l'uncinaire n'a pas été trouvé dans ses selles. Ce certificat ne saurait être établi à ses frais, c'est une charge de l'exploitation.

Pendant la durée de l'examen, on sait qu'il faudra, pour acquérir une certitude, y procéder à plusieurs reprises, l'ouvrier ne saurait être victime d'un chômage forcé. Il devra donc toucher une indemnité qu'il est équitable de désirer très proche de son salaire normal. Cette dépense ne saurait être mise à la charge exclusive de la compagnie exploitante ; l'Etat devra y prendre sa part puisqu'il s'agit de mesures relatives à la protection de la santé publique, et qu'il est de son devoir d'y contribuer.

Si le mineur est reconnu indemne, la question est tranchée ; si au contraire, il est reconnu malade, il faut le guérir. Le renverra-t-on pendant la durée de la cure à son domicile, avec une ordonnance qu'il exécutera ? L'expérience a démontré que ce système était insuffisant, et qu'il fallait procéder différemment. C'est alors que furent imaginés les dispensaires contre l'uncinariose, dont nous trouvons à Liège un merveilleux modèle.

En 1898, une association mutualiste liégeoise adressa une requête à la Commission médicale de la Province, pour lui signaler la situation malheureuse de sa caisse, en présence des désastres dus à l'uncinariose, et lui demanda d'intervenir.

L'année suivante, le 16 avril, M. Jeanne, demanda au Ministre des Travaux publics de venir au secours des sociétés mutuelles obérées par les charges qui leur incombaient de ce chef. C'est ainsi que la Fraternelle de Montégnée dont les revenus par quinzaine s'élevaient à 282 fr. payait 500 fr. de secours extraordinaires à ses membres.

Aussi le Conseil provincial prit-il, à Liège, la dépense à sa charge, et l'Institut de bactériologie créé en 1895 fut chargé d'organiser la lutte. L'Institut rechercha les conditions spéciales du développement de ce parasite, dressa la carte topographique de la région et entreprit de faire l'éducation de la masse par des conférences, des distributions de brochures, etc.; l'Etat suivit cet exemple, et une vaste enquête fut instituée qui devait renseigner sur les circonstances de l'extension du parasite aux divers districts miniers du royaume.

Bientôt on comprit que ces mesures si utiles si elles révélaient le danger, étaient impuissantes à le conjurer, et M. le Pr Malvoz créa en 1903 un dispensaire spécial sur le modèle des dispensaires anti-tuberculeux qui ont rendu de si grands services dans la lutte contre ce fléau.

M. le Dr Lambinet rapporte (1) qu'ayant été chargé de faire une enquête dans le bassin de Liège, Malvoz visita de nombreux mineurs atteints et soignés à leur domicile. Il constata qu'il s'agissait le plus souvent de malades atteints depuis longtemps et qui déclaraient qu'ils ne cherchaient plus à guérir parce que tous les efforts

______

(1) *La lutte contre l'ankylostomasie : Le Dispensaire du mineur, de Liège.* « Scalpel », 1903.

tentés étaient vains : « un véritable découragement s'était emparé d'un grand nombre de ces gens qui avaient fini par croire que l'ankylostomasie était une maladie incurable, au même titre que le cancer et la phtisie !... » Le traitement à domicile avait fait faillite.

Comment en effet, écrira Lambinet, se rendre compte de l'efficacité du remède ! Le malade doit rester couché pendant la cure, sinon il est pris de vomissements, de nausées, de syncopes ! Comment ne pas songer qu'il se décourage vite si une surveillance active n'est exercée ? Comment s'étonner « si la plupart des médecins de charbonnages se montraient aussi découragés que leurs patients et ne cachaient pas leur embarras en présence des échecs si fréquents des cures à domicile » ?

Un dispensaire fut donc créé à l'aide des fonds votés par la province et accordés par l'union des Charbonnages de la province de Liège. Le secrétaire de l'Union informa tous les directeurs de mines qu'un dispensaire contre l'uncinariose était ouvert, qu'il pratiquerait gratuitement l'examen microscopique des déjections qui lui seraient envoyées, donnerait une consultation à tous les ouvriers soupçonnés atteints. Les sujets contaminés devaient être reçus au dispensaire et soignés.

Il est intéressant de retenir qu'il s'agissait
donc d'une œuvre privée ne s'imposant nulle-
ment, mais se mettant gracieusement à la disposition des intéressés. — Nulle contrainte, nulle
obligation ; les procédés heureux sont toujours
les mêmes, et lorsque M. Juillerat organisera à
Paris cette œuvre admirable du Casier Sanitaire
de Paris qu'une circulaire récente du Ministre de
l'Intérieur sur le fonctionnement des bureaux
d'hygiène, signale comme un modèle, c'est à la
persuasion qu'il s'adressera également. On en
sait les résultats (1).

On sait aussi la légitime susceptibilité du corps
médical, chaque fois qu'il craint un empiètement
injustifié sur ses attributions. Le dispensaire
Albert Robin et Jacques Siegfried qui mène la
belle campagne contre la tuberculose, qui dépiste
la maladie, soigne les malades, facilite aux « dé-
racinés » le retour au lieu de l'origine, au sein
de la campagne, ne fut-il pas lui aussi critiqué
par des esprits mal avertis ? Pour éviter ces froisse-
ments, le Dispensaire de Liège s'engagea même
à administrer au malade que lui adresserait un
praticien, le remède que ce médecin indiquerait;
tout fut donc prévu, et l'œuvre allait pouvoir
donner sa mesure.

____

(1) Une institution nécessaire : *Le Casier sanitaire des maisons.* Paris, 1906.

Les résultats ne se firent pas attendre. Dès la
1ʳᵉ semaine, 20 mineurs se présentèrent, et de
mai 1903 à décembre 1904, on soigna au dispensaire 1012 malades, et on procéda à 12.718
recherches (1).

Voici, d'après Lambinet quelques indications
utiles.

« Chaque visiteur est conduit dans une petite
pièce aménagée en vue de ce but spécial où il
expulse quelques minutes seulement après l'introduction d'un suppositoire à la gélatine glycé-
rinée, les matières qui vont servir à l'examen.
L'infirmier en recueille une partie qui est mise
à part dans un récipient qui porte le nom de
l'ouvrier. Il met tant de zèle et de soins dans
l'accomplissement de cette tâche fort pénible et
souvent répugnante, qu'il arrive à recueillir, à
préparer et à étiqueter soigneusement jusqu'à
plus de 60 produits en une matinée.

On y recherche non seulement les œufs d'ankylostome, mais également les œufs d'oxyure,
d'ascaris, de tœnia, l'anguillule stercorale, etc. »

Note est prise du nom du mineur, du nom de
son médecin, du charbonnage où il travaille. —
Avis est donné à son médecin du résultat de l'examen, et si le malade désire se soumettre à une
cure, on lui indique le jour où il pourra entrer.

---

(1) Exposition de Liège, 1905.

Pendant son séjour, toutes les dispositions sont prises pour qu'il se plaise, il peut se promener librement au jardin, des jeux sont mis à sa disposition.

Bientôt l'habitude fut prise de consulter le Dispensaire et de s'y faire soigner et on décida bientôt que tout mineur qui s'y ferait soigner, ou dans toute institution analogue, recevrait quelle que fût la durée du chômage, une indemnité journalière de 1 fr. 50.

Les sommes ainsi allouées par le budget provincial s'élevaient au 10 août 1905 à 220.000 fr. Le succès était assuré et le Dispensaire put étendre son action; c'est ainsi que cinq grands charbonnages du bassin lui confièrent la revision totale de leur personnel et qu'il fut même décidé, ce qui mit fin en partie à la polémique que nous avons signalée, que tout nouvel ouvrier serait tenu de faire examiner ses selles : 150 à 200 ouvriers sont chaque semaine l'objet d'un tel examen.

Indépendamment du Dispensaire de Liège, la Province a agréé pour le même objet : le Dispensaire privé des charbonnages d'Espérance-Bonne-Fortune, le Dispensaire des charbonnages de la Nouvelle Montagne, le Dispensaire privé des charbonnages des Kessales, l'hôpital Cockerill à Seraing, les Hôpitaux civils de Liège.

C'est avec un légitime orgueil que M. le Pr Malwoz pourra conclure dans son rapport sur le fonctionnement de l'Institut provincial de bactériologie « que l'exposé du fonctionnement des services provinciaux contre l'ankylostomasie en 1904 aboutit à la constatation rassurante, que l'épidémie a cessé de s'étendre, qu'au contraire, elle est en régression continue ».

Vers la même époque, le 31 juillet 1903, le Conseil provincial de Hainaut alloua un crédit de 10.000 fr. pour aider à la lutte contre l'ankylostomasie.

La création d'un dispensaire fut décidée ; il fut installé rue des Sars, n° 5. Au 12 juillet 1905, 500 mineurs venant du Borinage ou du Centre, y avaient été traités ; un crédit de 5.000 fr. fut alloué en 1904, destiné à payer une indemnité de chômage de 1 fr. 50 par jour aux ouvriers soignés.

Actuellement le dispensaire dispose de 12 lits répartis en 6 chambres ; chaque malade y séjourne une semaine pendant laquelle il se soumet au traitement à trois reprises successives. Sa guérison est contrôlée un mois après. Les frais de cure et de voyage, s'il y a lieu, sont à la charge de l'établissement (1).

---

(1) Règlement organique du 29 février 1904. — Règlement d'ordre intérieur du 17 août 1904.

Cette mesure est excellente et compte parmi les plus efficaces ; elle est peu onéreuse.

Calmette et Breton ne croient pas indispensable d'instituer des dispensaires dans les mines du Nord peu frappées, mais ils voudraient y voir créer « ce que nous appelons un *dispensaire d'hygiène sociale*, c'est-à-dire un petit établissement groupant sous un même toit une ambulance de quelques lits, une salle d'opérations, une salle et des appareils de mécanothérapie pour le traitement des accidents du travail, une consultation de nourrissons et un laboratoire de bactériologie clinique permettant d'effectuer l'examen des divers produits pathologiques, en même temps que celui des déjections d'ouvriers sollicitant l'embauchage » (1).

A Erin, le dispensaire peut soigner quarante malades à la fois : la cure dure une huitaine de jours.

Mais toutes ces mesures resteront vaines si, parallèlement, des efforts ne sont faits pour réaliser l'éducation sanitaire du mineur. Il faut le convaincre de la nécessité de se soumettre de bon gré aux prescriptions édictées, et pour cela, un seul moyen s'offre : l'instruire. Il aura une

____

(1) Calmette et Breton, *op. cit.*

prédisposition instinctive à ne voir là tout d'abord qu'une mesure de contrainte nouvelle, alors qu'il est le principal intéressé, dans sa santé et dans sa vie.

Les dispensaires dont nous avons retracé à grands traits le fonctionnement, seront d'un précieux secours. Les heures de cure seront employées à faire son instruction et le Dr Lambinet rapporte que la recherche des parasites expulsés, effectuée en leur présence, la découverte faite sous leurs yeux, d'un grand nombre de vers dont beaucoup, gorgés de sang, impressionnèrent vivement leur esprit.

De retour dans la mine, ils deviendront ce que Calmette et Breton ont appelé des moniteurs d'hygiène, qui rediront à leurs camarades ce qu'ils ont appris et observé, en même temps que les conseils qu'on leur a donnés pour éviter d'être frappés à nouveau. Cette pratique est excellente, elle produira les plus heureux effets, et ainsi sera réalisée au fond de la mine, cette entente du capital et du travail, condition nécessaire du développement de l'industrie.

Les compagnies exploitantes aménageront la mine, assureront sa ventilation et son dessèchement, construiront les dispensaires, distribueront avec le concours des autorités locales ou de l'Etat, les secours de chômage, et l'ouvrier guéri retourné dans le fond, persuadera ses camarades de l'intérêt qu'ils ont à observer les précautions qu'on réclame d'eux et y veillera.

Rien n'a été négligé dans ce but, et nous avons sous les yeux une conférence faite par le Dr Lambinet à la Fédération Nationale des mineurs belges, sous la présidence de M. Marville, député, et où, dans un style simple, a dessein presque familier, l'auteur disait aux ouvriers belges, ce qu'était l'uncinariose, quelles conditions étaient nécessaires à son développement, quels moyens devaient être employés pour s'en préserver.

A Mons, le Dr Herman rédige un « catéchisme du mineur contre l'ankylostomasie » que la Fédération Nationale distribue. En voici, à titre d'exemples, et pour terminer ce chapitre, quelques extraits.

15. — A quoi reconnaît-on la maladie ?

Le mineur atteint de cette maladie a la figure pâle comme de la cire. Il est faible, n'a plus d'haleine et devient essoufflé au moindre effort. Il a des battements de cœur et des maux d'estomac ou de ventre. L'appétit se perd ou devient irrégulier. Les selles sont dures ou trop liquides et contiennent quelquefois du sang.

En un mot, les cas graves d'ankylostomasie conduisent l'homme à une déchéance complète de la santé et le rendent incapable au travail. Cependant, il y a des cas où le malade est porteur du parasite sans en souffrir beaucoup. Ces cas doivent être soignés comme les autres parce qu'ils peuvent également servir à la propagation du mal.

16. — Peut-on mourir de l'ankylostomasie ?

Oui, mais comme jusque dans ces derniers temps on ignorait la maladie, on attribuait le décès à d'autres causes.

17. — L'ankylostomasie est donc une maladie redoutable ?

Evidemment, surtout si l'on considère que l'affaiblissement qu'elle produit prépare le corps à d'autres maladies, telles que la tuberculose et le rend moins capable de lutter contre les épidémies comme la grippe, la cholérine, etc.

18. — L'ankylostomasie ne porte-t-elle pas encore un autre nom ?

On l'appelle encore anémie du mineur, ce qui signifie un appauvrissement du sang, propre au mineur.

27. — Le ver adulte existe-t-il en dehors du corps de l'homme ?

Non, jamais ; il n'y a que les larves et les œufs qui soient répandus dans la nature, en dehors du corps de l'homme.

28. — L'homme peut-il s'infecter en avalant des œufs d'ankylostome ?

Non, jamais, car les œufs ont besoin d'air pour se transformer en larves, et il n'y a pas d'air dans l'intestin de l'homme.

29. — Alors, si les œufs sont inoffensifs et si le

ver adulte ne se rencontre pas à l'état libre, comme les vers de terre. avec quoi l'homme s'infecte-t-il ?

Avec la larve, uniquement.

30. — Les animaux ont-ils l'ankylostomasie ?

Oui, mais ce sont des ankylostomes particuliers qui ne peuvent se transmettre à l'homme.

31. — Un mineur infecté peut-il communiquer la maladie à sa femme et à ses enfants ?

Non, parce que les œufs et larves qu'il rapporte chez lui ne trouvent plus les conditions de chaleur et d'humidité voulues pour continuer leur développement.

32. — Les selles des ouvriers atteints sont donc inoffensives lorsqu'elles sont évacuées au jour ?

Oui, dans notre pays du moins.

33. — Quel est le degré de chaleur nécessaire à la transformation des œufs en larves ?

A 18 degrés centigrades environ, cette transformation commence ; elle est surtout active entre 20 et 35 degrés.

41. — Quelles sont les mesures applicables dans la préservation de l'ankylostomasie ?

1° Instruire le mineur sur la nature du mal et la manière dont il se propage ;

2° Installer des latrines en nombre suffisant dans tous les charbonnages ;

3° Installer des bains-douches avec vestiaire, permettant à l'ouvrier de se nettoyer la peau au moment de la remonte et de changer de vêtements pour retourner chez lui.

Des baquets au fond des fosses pourront rendre des services dans certains cas, mais *il faut, avant tout, que le mineur s'habitue à ne plus aller à la selle dans le fond de la fosse*.

42. — Y a-t-il des moyens d'obliger le mineur à ne plus aller à la selle au fond de la fosse ?

L'amende et le renvoi de l'ouvrier fautif ne sont applicables que si le délinquant est pris sur le fait ; de plus, la répression par ce système suppose presque toujours la délation entre compagnons de travail, ce qui est une vilenie.

Il faut donc que tous les mineurs s'entendent et conviennent par un accord librement consenti entre tous, de ne plus se livrer à cette habitude malsaine et malpropre. Il y aura toujours moyen de parer aux besoins trop impérieux, qui ne doivent d'ailleurs être qu'exceptionnels.

43. — Les bains-douches empêcheront-ils l'infection par la peau ?

Pas totalement, car pendant le travail un certain nombre de larves pourront encore traverser la peau du mineur ; mais c'est toujours autant de pris sur l'ennemi. Les avantages des bains douches sont, d'autre part, tellement évidents au point de vue de la santé et de la propreté du mineur et de sa famille, que le principe de leur installation ne paraît même plus discutable.

CHAPITRE IV

Législations allemande et belge.— Projets et propositions de lois en France.

Si, avant que de terminer cette étude, nous
jetons un coup d'œil rapide sur la législation
contre l'uncinariose en Allemagne, en Belgique,
ou sur les tentatives faites dans ce sens en France,
nous trouvons, en Allemagne, le Réglement de
police de l'Inspection royale des mines de Dortmund du 13 juillet 1903 qui décide, que toute
houillère en exploitation doit être examinée à la
requête de son propriétaire par un médecin
spécialiste. 20 % au moins du personnel du fond
doit être alors examiné, les ouvriers occupés
dans les parties humides et chaudes sont l'objet
d'un examen plus particulier.

A partir du 1ᵉʳ août 1903, aucun ouvrier nouveau ne pourra être engagé s'il ne produit un
certificat médical vieux de deux semaines au

plus et attestant qu'on n'a pas rencontré de larves d'uncinaire dans ses selles ; il subira en outre un nouvel examen six semaines après le premier.

Tout homme d'équipe reconnu atteint sera exclu des travaux du fond jusqu'à guérison, à moins que 15 % de ses camarades du fond ne soit également atteint.

Chaque examen devra comprendre trois observations microscopiques effectuées sur des prélèvements opérés à plusieurs jours de distance.

Les contraventions à ce réglement sont punies de 500 marks d'amende au maximum, et de l'emprisonnement en cas d'insolvabilité.

Ce texte doit se compléter avec celui de la loi minière du 24 juin 1892, qui ordonne : 1° l'installation d'un vestiaire d'une grandeur correspondant à l'importance du personnel, auprès de tout puits de mine ; 2° l'établissement de bains-douches ; 3° interdit les piscines en commun ; 4° réglemente l'installation des lieux d'aisances.

En Belgique, un arrêté royal du 7 août 1900, institue des comités chargés de rechercher :

1° A quel degré sévit l'uncinariose dans les charbonnages des régions qui leur seront assignées,

2° Quelles mesures prophylactiques il convient d'ordonner.

Le Ministre des Travaux publics devait veiller
à l'exécution de cette décision : il créa à cet effet,
les comités de Liège, de Charleroi et de Mons.

Les pouvoirs publics avaient été autorisés à
agir ainsi en vertu de la loi du 2 juillet 1899 qui
confie au Gouvernement le soin de prescrire les
mesures propres à assurer la salubrité des ateliers
et leur sécurité, dans les entreprises industrielles
et commerciales dont l'exploitation présente des
dangers, alors même qu'elles ne sont pas classées
comme dangereuses, insalubres ou incommodes.

A la suite des travaux du Comité de Liège, un
nouvel arrêté royal du 24 octobre 1904, fixa les
mesures à observer pour triompher du mal. Les
mines de houille de la province furent classées
en deux catégories : mines reconnues infectées,
mines indemnes, ou qui, sans l'être complètement
lors du classement, purent fournir la preuve,
dans les six mois, qu'elles l'étaient devenues.

Dans les unes et les autres, l'administration des
Mines peut requérir tout ouvrier de se soumettre à l'examen clinique et microscopique. Les
frais de ces examens et le payement du salaire
ainsi perdu par l'ouvrier, sont à la charge de l'entreprise : les résultats de ces examens sont consi-
gnés sur un registre spécial.

Dans les mines infectées, des latrines convena-

bles, à raison d'une au moins par vingt-cinq
ouvriers, sont mises à la surface, à leur disposition ; elles sont placées sur le passage des ouvriers et le plus près possible des puits.

Des baquets transportables à parois étanches,
munis d'un couvercle à fermeture hermétique et
d'un réservoir contenant une poudre désodorisante sont installés au fond de la mine.

Ils sont remontés au moins une fois par 24 h.
Des règlements d'atelier interdisent de souiller les
latrines de la surface et les baquets du fond, et
de déposer des déjections dans la mine ailleurs
que dans les baquets. Les compagnies minières
sont tenues de donner avis de tout cas d'uncinariose constaté.

En France, nous sommes au point de vue qui
nous occupe en réelle infériorité. Dans ces dernières années cependant, différents projets de
lois ont voulu y mettre un terme ; ils n'ont pas
encore été adoptés. Nous devons donc nous borner
à les passer en revue, en souhaitant qu'ils abou-
tissent promptement.

Le 18 février 1904, M. Maruéjouls, alors Ministre des Travaux publics, déposa un projet de
loi relatif à l'hygiène et à la sécurité des mines (1).

____

(1) Session de 1904, n° 1519.

A la faveur de l'article 50 de la loi du 21 avril 1810-27 juillet 1880, on avait pu imposer aux exploitations minières toutes les mesures utiles destinées à assurer la sécurité des ouvriers. Cet article est ainsi conçu : « Si les travaux de recherche ou d'exploitation d'une mine sont de nature à compromettre la sécurité publique, la conservation de la mine, la sûreté des ouvriers mineurs, la conservation des voies de communication, celle des eaux minérales, la solidité des habitations, l'usage des sources qui alimentent les villes, villages, hameaux et établissements publics, il y sera pourvu par le préfet ».

Mais le ministre signalait que la jurisprudence et la doctrine s'accordaient pour nier tout droit d'intervention à l'administration dès qu'il ne s'agissait plus que de l'hygiène et de la salubrité. — Anomalie d'autant plus étrange que la loi du 12 juin 1893 n'a pas distingué entre la sécurité et l'hygiène, ce qui s'explique par cette circonstance que les mesures de sécurité et d'hygiène se confondent souvent, telles par exemple, celles qui traitent de la ventilation ou de l'écoulement des eaux.

L'extension prise par l'uncinariose à l'étranger, la rapidité du contage dans les bassins houillers doivent modifier cette situation.

Malheureusement, constate M. Maruéjouls, les mesures essayées paraissent irréalisables. C'est ainsi que l'usage obligatoire de tinettes mobiles appropriées au fond de la mine, de latrines superficielles, de bains-douches avec vestiaires, l'exclusion de la mine de tout ouvrier atteint jusqu'à ce qu'il soit débarrassé du ver, paraissent n'avoir pu se faire accepter, disait le ministre.

Nous savons ce qu'il faut penser d'une telle réserve contredite par les faits et démentie par les législations voisines.

Aussi le Gouvernement proposait-il de compléter simplement l'article 50 de la loi précitée, en y ajoutant l'hygiène des ouvriers parmi les matières dont la réglementation serait permise à l'autorité préfectorale.

Cette réglementation n'était pas orientée dans tel ou tel sens, il s'agissait simplement de munir l'autorité d'un droit d'intervention dont elle userait au mieux des circonstances.

M. Basly avait montré un plus grand souci du détail dans la proposition qu'il déposa à la Chambre le 14 déc. 1903 (1).

Il rappela les travaux de Duclaux et de Breton et demanda l'examen de tous les ouvriers em-

____

(1) Session ext. de 1903, n° 1359.

bauchés et la non-admission des ouvriers nouveaux atteints d'ankylostomasie.

Une surveillance médicale très étroite devrait être exercée par le ministère des Travaux publics, les compagnies seraient tenues d'établir à la surface des water-closets hygiéniques, et des bains-douches avec vestiaire et buanderie. Un sanatorium (l'auteur a voulu dire, si l'on se reporte à la description qu'il en donne, un dispensaire), et un petit laboratoire de microscopie seraient aménagés près de chaque exploitation.

D'autres mesures étaient indiquées en ce qui concerne la ventilation et le drainage des galeries; enfin, le Ministre des Travaux publics était chargé de nommer une commission qui établirait la topographie exacte de l'uncinariose en France, et ferait des propositions.

La Chambre nomma une commission pour étudier ces propositions. M. Gustave Dron en fut président, et M. Léon Janet, rapporteur (1).

Elle estima qu'il n'était pas possible de limiter la nouvelle loi à la lutte contre l'ankylostomasie, mais qu'il était nécessaire de réglementer toutes les questions d'hygiène.

D'autre part, il ne lui parut pas expédient de

---

(1) Session de 1906. 1858.

fixer *ne varietur* les conditions de salubrité à observer car elles doivent varier avec les mines des différents bassins. Elle adopta donc le projet du Gouvernement, mais comme celui-ci avait pour effet de charger les fonctionnaires du corps des mines, seuls, de la surveillance de l'hygiène des mines, elle voulut y adjoindre les délégués mineurs; elle compléta donc dans ce sens l'article 1er de la loi du 8 juillet 1890 sur les délégués à la sécurité des mineurs.

M. Basly évaluait la dépense première des installations qu'il préconisait, à 25 ou 30.000 fr. par puits, soit pour 100 puits des bassins du Nord et du Pas-de-Calais, 2.500.000 fr. à 3.000.000, et il concluait : « c'est une bagatelle », et cette appréciation est plus vraie encore, si l'on met en balance les pertes de salaires par maladies et les frais inhérents qui atteignent l'ouvrier et l'appauvrissent, en même temps qu'elles nuisent au développement de la richesse nationale.

CONCLUSION

———

De cette étude, il résulte que l'uncinariose est
une maladie grave, qui, livrée à elle-même, est
susceptible de se développer avec une facilité
extrême, et qui, avec les dangers qu'elle fait
courir à ceux qui en sont atteints, porte de
sérieux dommages à la production nationale.

D'autre part, il paraît facile d'enrayer le mal
à l'aide de mesures appropriées ; partout où la
lutte a été rationnellement et vigoureusement
engagée, les résultats ont été presque immédiats.
Cette lutte doit revêtir deux formes : l'une qui
s'adresse aux compagnies exploitantes et leur
indique les mesures à prendre pour assurer la
parfaite salubrité de la mine, l'autre qui indique
aux mineurs le concours qu'il importe d'obtenir
de leur bonne volonté et de leur intérêt.

Le devoir de l'Etat sera de veiller au respect
de ces conditions et d'en faciliter l'observation.
Sa tâche est lourde au milieu des intérêts qui se
contredisent et de l'ignorance, qui si souvent,
inspire de fâcheuses résistances. Son devoir n'en

est que plus étroit. Mais auparavant, il importe
de bien préciser l'étendue du mal. M. Maruéjouls,
lorsqu'il était Ministre des Travaux publics,
avait constitué deux commissions d'études, l'une
pour le bassin de la Loire, l'autre pour les bassins du Nord et du Pas-de-Calais.

Déjà le Dr Briançon a fait connaître les constatations retenues par la Commission de St-Etienne.
Elles sont désastreuses. L'humidité est grande
dans le bassin ; dans certains puits, elle est telle
que l'ouvrier doit revêtir des vêtements de
caoutchouc. Les mineurs n'ayant pas d'eau propre à leur disposition en sont réduits à se laver
les mains dans l'eau des rigoles malpropres ou
même à uriner sur leurs doigts. La plupart vont à
la selle dans les remblais ou sur les bennes qui ne
sont pas nettoyées avant que d'être redescendues ;
les lavoirs-vestiaires sont rares, et beaucoup d'ouvriers sont forcés de retourner à leur logis, leurs
vêtements, leurs mains, leur visage souillés de
charbon.

Nous eussions désiré, avant que de conclure,
faire connaître les constatations de la Commission du Nord et du Pas-de-Calais, celles de la
Commission du ministère des Travaux publics ;
cela ne nous a pas été possible.

M. le Ministre des Travaux publics que nous

Fillassier   7

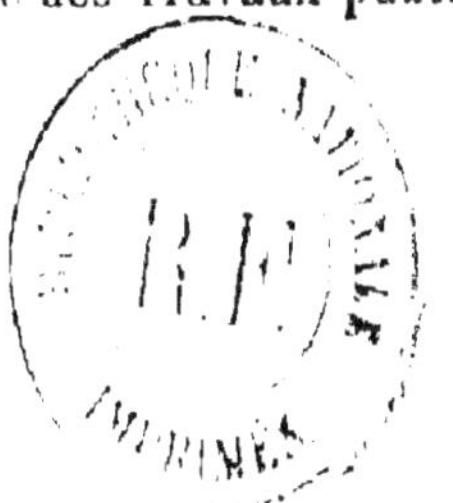

avions prié de vouloir bien nous communiquer les documents réunis par son département, afin de faire connaître la part que l'administration française a prise dans la lutte contre l'uncinariose, nous a répondu que ces commissions n'avaient pas encore terminé leurs travaux.

Déjà, nous nous étions adressé aux compagnies minières, mais comme nous l'avons indiqué au cours de cette étude, les compagnies nous ont répondu que l'uncinariose n'existait pas chez elles ; tout au plus une ou deux d'entre elles, avouèrent que deux ou trois cas avaient été notés mais c'était par hasard ; il s'agissait d'ouvriers venus d'exploitations étrangères et embauchés par accident. Nous ne pouvons que les remercier de l'amabilité très grande qu'elles ont mise à nous répondre, leur bonne foi est entière mais leurs déclarations ne répondent pas à la réalité des faits.

Déjà, Briançon avait rapporté que lorsque la Commission nommée par le ministre des Travaux publics, adressa à tous les médecins des compagnies houillères une ciculaire pour leur demander de vouloir bien signaler les cas d'anémie des mineurs qu'ils avaient eu, ou avaient encore à traiter « étant donné les idées courantes, le résultat de ce référendum devait être et fut, en effet, à peu près nul.

L'uncinariose cause dans nos bassins de très réels ravages. Nous n'en voulons d'autre preuve, indépendamment des statistiques que nous avons produites, que la déclaration des médecins praticiens que nous avons souvent entendue. « Qu'ils étaient effrayés des ravages causés par cette maladie dans leur clientèle ». — Il importe donc d'aviser, et il faut louer M. Maruéjouls de son initiative. Mais en attendant que les commissions du Ministère des Travaux publics terminent leurs travaux, et sans préjuger les mesures qu'il conviendra d'ordonner, il nous a paru très profitable de faire appel à la loi du 15 février 1902 relative à la protection de la santé publique.

L'article 6 de la loi du 15 février 1902, dispose que la déclaration à l'autorité publique de l'une des maladies visées à l'article 4, est obligatoire pour tout docteur en médecine, officier de santé ou sage-femme qui en constate l'existence. Un arrêté du Ministre de l'Intérieur, après avis de l'Académie de Médecine et du Comité consultatif d'hygiène publique de France, fixe le mode de la déclaration.

L'article 4 dispose de son côté que la liste des maladies auxquelles sont applicables les dispositions de la présente loi, sera dressée dans les six mois qui suivront sa promulgation par un décret du Président de la République, rendu sur le rapport du Ministre de l'Intérieur après avis de l'Académie de Médecine, et du Comité consultatif d'hygiène publique de France. Elle pourra être revisée dans la même forme.

Cette liste est intervenue le 10 février 1903. Elle énumère la fièvre typhoïde, le typhus exanthématique, la variole et la varioloïde, la scarlatine, la rougeole, la diphtérie, la suette miliaire, le choléra et les maladies cholériformes, la peste, la fièvre jaune, la dysenterie, les infusions puerpérales et l'ophtalmie des nouveau-nés, la méningite cérébro-spinale épidémique. Nous en avons assez dit sur l'importance de l'uncinariose pour justifier son inscription parmi les maladies à déclaration obligatoire. On obtiendrait ainsi des documents statistiques intéressants, indépendants des compagnies minières ou des enquêtes qui n'ont pas un caractère de perpétuité suffisant, et qui permettraient d'apprécier d'une façon plus exacte l'étendue du fléau.

Une deuxième mesure consisterait à organiser enfin cette inspection sanitaire que tous les hygiénistes réclament depuis de si longues années et que le Sénat a fait repousser lors du vote de la loi relative à la protection de la santé publique par crainte de créer des fonctionnaires inutiles.

En attendant la création du Ministère de la Santé Publique, l'inspection de la salubrité dans les mines pourrait être confiée à un des inspecteurs du service qui relèverait du Ministère de l'Intérieur. Il offrirait ainsi les garanties de compétence et d'indépendance nécessaires, en même temps que la lutte contre l'uncinaire ne présenterait plus le caractère d'un épisode de l'exploitation des mines, mais figurerait parmi les mesures de protection de la santé publique que l'opinion réclame impérieusement.

TABLE DES MATIÈRES

CHAPITRE I

HISTORIQUE

CHAPITRE III

MESURES PROPHYLACTIQUES

CHAPITRE IV

—

LEGISLATIONS ALLEMANDE ET BELGE. — PROJETS ET PROPOSITIONS DE LOIS EN FRANCE

—

CONCLUSION

Angoulême. — Imprimerie L. COQUEMARD et Cie